Kanika Dhote
Vinod Kumar Dhote

Desenvolvimento de novos grânulos de fusão rápida para Balchaturbhadrika churna

Kanika Dhote
Vinod Kumar Dhote

Desenvolvimento de novos grânulos de fusão rápida para Balchaturbhadrika churna

ScienciaScripts

Imprint

Any brand names and product names mentioned in this book are subject to trademark, brand or patent protection and are trademarks or registered trademarks of their respective holders. The use of brand names, product names, common names, trade names, product descriptions etc. even without a particular marking in this work is in no way to be construed to mean that such names may be regarded as unrestricted in respect of trademark and brand protection legislation and could thus be used by anyone.

Cover image: www.ingimage.com

This book is a translation from the original published under ISBN 978-620-2-07569-5.

Publisher:
Sciencia Scripts
is a trademark of
Dodo Books Indian Ocean Ltd. and OmniScriptum S.R.L publishing group

120 High Road, East Finchley, London, N2 9ED, United Kingdom
Str. Armeneasca 28/1, office 1, Chisinau MD-2012, Republic of Moldova, Europe
Printed at: see last page
ISBN: 978-620-7-91609-2

Índice

Capítulo 1. INTRODUÇÃO 2

Capítulo 2. INVESTIGAÇÃO PREVISTA E PLANO DE TRABALHO 27

Capítulo 3. REVISÃO DA LITERATURA..30

Capítulo 4. PERFIL DA PLANTA...34

Capítulo 5. PERFIL DO EXCIPIENTE..38

Capítulo 6. TRABALHO EXPERIMENTAL..42

Capítulo 7. FORMULAÇÃO DE GRÂNULOS FASTMELT 58

Capítulo 8. PARÂMETROS DE AVALIAÇÃO PARA GRÂNULOS FASTMELT.........61

Capítulo 9. ESTUDOS DE ESTABILIDADE DE GRÂNULOS FASTMELT 68

Capítulo 10. RESUMO E CONCLUSÃO..71

CONCLUSÃO 76

BIBLIOGRAFIA..77

Capítulo 1. INTRODUÇÃO

"A saúde é geralmente entendida como um objetivo idealizado que a humanidade em geral partilha e pelo qual se esforça", mas, de dia para dia, as pessoas sofrem de doenças degenerativas graves devido às alterações ambientais e ao estilo de vida agitado.

A palavra doença é composta por duas palavras: "dis" e "ease", que significa ausência de uma sensação de tranquilidade ou de mal-estar. Uma doença é uma condição anormal de um organismo que prejudica as funções corporais, associada a sintomas e sinais específicos. Pode ser causada por factores externos, como organismos invasores, ou pode ser causada por disfunções internas, como as doenças auto-imunes. Para as doenças, estão disponíveis dois tipos de tratamento: sintético ou natural (Johnson, 2002).

Mas, na era científica atual, as pessoas estão fartas dos efeitos secundários e das sequelas dos medicamentos modernos mais eficazes e de ação mais rápida, que diminuem a imunidade humana ao mesmo tempo que suprimem as doenças. Recentemente, a utilização de medicamentos à base de plantas tem vindo a aumentar em todo o mundo devido aos seus efeitos terapêuticos milagrosos e menos efeitos adversos em comparação com os medicamentos modernos. Atualmente, os produtos à base de plantas simbolizam a segurança, em contraste com os produtos sintéticos, que são considerados inseguros para o ser humano e para o ambiente. No entanto, a dependência cega dos sintéticos acabou e as pessoas estão a regressar aos naturais com esperança de segurança (Mukharji, 2006).

A Ayurveda, a Siddha, a Unani e as medicinas populares (tribais) são os principais sistemas de medicinas indígenas. Entre estes sistemas, a ayurveda é o mais desenvolvido e amplamente praticado na Índia. Devido aos efeitos secundários negligenciáveis da ayurveda, as pessoas estão a regressar à natureza em vez dos produtos sintéticos, pelo que a ayurveda prova ser a futura ciência medicinal segura do mundo (Sharma, 2008).

A utilização de medicamentos e fórmulas ayurvédicas sempre foi parte integrante do tratamento de diferentes doenças em diversas comunidades da Índia. A evidência científica prova que a utilização destas formulações nos cuidados de saúde é essencial para desenvolver e preservar o património cultural. A investigação sobre medicamentos ayurvédicos deu origem a numerosos candidatos a medicamentos que estão a ser comercializados (Norman, 2001).

1.1 Ayurveda

A Ayurveda é definida como a conjugação do corpo, da alma, da mente e dos sentidos. A cada um deles foi dada a devida importância na manutenção da saúde, na prevenção e na cura de doenças (Agrawal e Paridhavi, 2007). A Ayurveda centra-se no estabelecimento e na manutenção do equilíbrio das energias vitais dentro de nós, em vez de se concentrar nos sintomas individuais. Desde a antiguidade, os ayurvédicos registaram em escritos enciclopédicos as estratégias que funcionavam na saúde e no modo de vida e descobriram que se trata de um sistema de cura altamente sofisticado e amigo da natureza (Mukherjee, 2002).

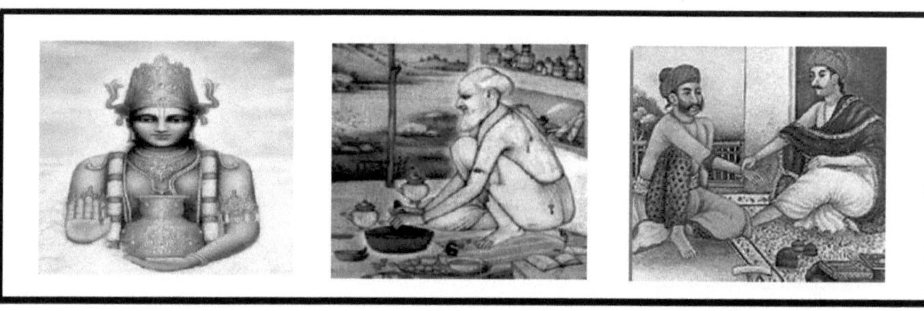

Figura.1.1: Origem da Ayurveda

O sistema de medicina Ayurveda utiliza cerca de 700 espécies de ervas. Os medicamentos são derivados da planta inteira ou de diferentes partes da planta ou de produtos excretores como a goma, as resinas e o látex. A Ayurveda enumera oito divisões para os métodos de tratamento das doenças. São as seguintes

* Medicina interna (Kaaya-chikitsa)
* Doenças cirúrgicas acima da clavícula (Salakyam)
* Cirurgia (Shalya-chikitsa)
* Toxicologia (Agadatantram)
* Psiquiatria (Bhuta vidya)
* Pediatria (Kaumarabhrtyam)
* Gerontologia ou ciência do rejuvenescimento (Rasayana)
- Ciência da fertilidade (Vajikaranam)

1.1.1 Equilíbrio na Ayurveda

O sistema ayurvédico de cura baseia-se em cinco elementos conhecidos como terra, água, fogo, ar e espaço (éter) que se manifestam no corpo humano como três princípios bioenergéticos conhecidos como Tri- doshas, que incluem vata, pitta e kapha. Deve ser mantida uma harmonia entre estes princípios que proporcionam ao corpo um estado saudável.

1.1.2 Necessidade de um equilíbrio

Os tri-doshas regulam todos os processos fisiológicos e psicológicos do organismo vivo. Um estado harmonioso dos três doshas cria equilíbrio e saúde; um desequilíbrio resulta num sinal ou sintoma de doença. O resultado do equilíbrio e do desequilíbrio é apresentado na Tabela 1.1.1,

1.2 (Dwivedi, 2007).

Tabela.1.1: Funções básicas dos Tridoshas

Tridoshas: Funções básicas	
Vata	Governa as funções corporais relacionadas com o movimento.
Pitta	Governa as funções corporais relacionadas com o calor, o metabolismo e a produção de energia.
Kapha	Governa as funções corporais relacionadas com a estrutura física e o equilíbrio dos fluidos.
Tridoshas: Qualidades	
Vata	Movimento rápido, leve, frio, áspero, seco.
Pitta	Quente, picante, ligeiro, ácido, ligeiramente oleoso.
Kapha	Pesado, oleoso, lento, frio, estável, sólido, aborrecido.

Tabela.1.2: Resultados do equilíbrio e desequilíbrio dos Tridoshas

Resultados de vata equilibrado	Resultados de um desequilíbrio de vata
Alerta mental	Pele seca ou áspera
Formação correcta dos tecidos do corpo	Prisão de ventre
Alimentação normal	Fadiga comum (causa não específica)
Imunidade forte	Dores de cabeça de tensão
Resultados de um pitta equilibrado	**Resultados de um pitta desequilibrado**
Mecanismo normal de calor e sede	Erupções cutâneas, inflamações da pele
Digestão forte	Azia
Intelecto aguçado	Envelhecimento prematuro, calvície
Resultados de um kapha equilibrado	**Resultados de um desequilíbrio de kapha**
Força muscular	Pele oleosa
Imunidade forte	Congestão sinusal
Afeto, generosidade, coragem,	Obesidade

<table><tr><td>Dignidade</td><td></td></tr></table>

1.1.3 Teoria e conceito de base

A Ayurveda baseia-se **em três princípios fundamentais.**

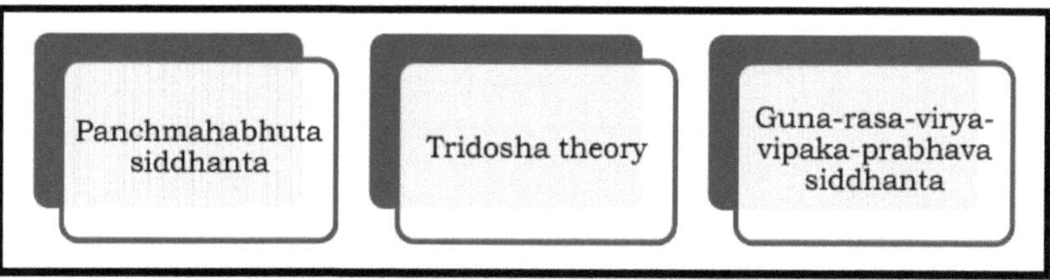

Figura.1.2: Princípios da Ayurveda

* *Panchmahabhutas siddhanta*

De acordo com a **ayurveda,** o corpo humano é composto por cinco **elementos** básicos **(Panchmahabhutas), nomeadamente terra, água, fogo**, ar **e vácuo (éter) (Agrawal** e Paridhavi, 2007). Cada mahabhuta tem a sua própria caraterística **e** afirma que o corpo recebe estes elementos **da** natureza **e volta a libertá-los. O** corpo **está** equilibrado **com o equilíbrio** perfeito **destes elementos e, quando este é perturbado, desenvolve-se um estado doentio que é designado por doença** (Rangari *et al.,* 2007).

* *Teoria dos Tridosha*

O corpo **humano é constituído** por três princípios básicos, ou seja, os humores chamados dosha, **nomeadamente o vento, a bílis e a fleuma.** Os cinco **elementos combinam-se** para formar **as três forças básicas,** tridosha, que influenciam todos os processos mentais e físicos. O equilíbrio **entre eles provoca uma situação** saudável e o desequilíbrio **provoca uma situação insalubre** (Agrawal e Paridhavi, 2007).

* *Guna-rasa-virya-vipaka-prabhava siddhanta*

Os cinco **princípios farmacológicos** importantes **de** dravya ou substâncias medicamentosas são guna **(qualidade),** rasa (agente terapeuticamente ativo), virya **(um princípio ativo** pelo qual se caracteriza a potência**),** vipaka (o **produto** final **da digestão**) e prabhava, **que significa** a **atividade** terapêutica real do medicamento no indivíduo. Estes **cinco** princípios **constituem** o "**Panchsheel**" ou **cinco pilares da** terapêutica **ayurvédica, que** abrange **toda a gama de** doenças, tanto de **carácter interno** como de origem externa (Rangari *et al.,* 2007).

1.1.4 Classificação das formas de dosagem ayurvédicas (Ayurvedic Formulary of India, 2001)

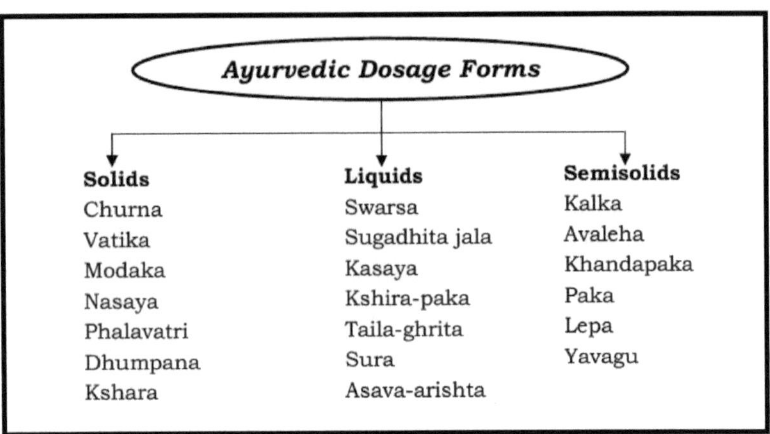

Figura.1.3: Classificações das formas de dosagem ayurvédicas

1.1.5 Benefícios dos medicamentos ayurvédicos

• A utilização de medicamentos ayurvédicos e à base de plantas assegura a saúde física e mental sem efeitos secundários. Os ingredientes naturais das ervas ajudam a trazer "arogya" ao corpo e à mente humanos ("arogya" significa livre de doenças). Os produtos químicos utilizados na preparação dos medicamentos da alopatia têm impacto tanto na mente como no corpo. Os medicamentos da alopatia só podem ser utilizados quando são muito necessários.

• O objetivo básico da ayurveda é a prevenção e a promoção da capacidade de manutenção e equilíbrio do próprio corpo.

• O tratamento ayurvédico é não-invasivo e não-tóxico, pelo que pode ser utilizado com segurança como terapia alternativa ou a par das terapias convencionais (Dwivedi, 2007).

1.1.6 Formas de dosagem sólidas

Churna

Churna é um pó fino de droga ou drogas em bruto. Estes fármacos são limpos e secos adequadamente e são finamente pulverizados e peneirados. Cada um dos pós é pesado separadamente, misturado uniformemente e embalado para administração oral. O churna deve ser fino, com pelo menos o peneiro 80, e não deve aderir uns aos outros nem ficar húmido. Quanto mais fino for o churna, melhor será o seu valor terapêutico. Devem conservar a sua potência durante pelo menos um ano e ser mantidos em recipientes herméticos. Por exemplo, Trikatu churna, Hingvashtak churna, Amalakyadi churna, Balcaturbhadrika churna, Triphala churna e Bhaskar lavan churna, etc. (Agrawal e Paridhavi, 2007).

1.2 Normalização das preparações ayurvédicas

A maioria das preparações ayurvédicas são misturas de vários ingredientes e, por isso, a qualidade de cada ingrediente deve ser mantida individualmente para obter a atividade desejada.

A normalização é uma medida essencial para garantir o controlo de qualidade dos medicamentos à base de plantas. A expressão normalização é utilizada para descrever todas as medidas que são tomadas durante o processo de fabrico e o controlo de qualidade, conduzindo a uma qualidade reprodutível. Mede um instrumento para ajustar as ervas ou a preparação ayurvédica a um teor definido de um constituinte ou a um grupo de substâncias com atividade terapêutica conhecida. A avaliação dos medicamentos em bruto assegura a sua identidade, qualidade, pureza e deteção de adulterações (Ekka, 2008).

A normalização de uma preparação ayurvédica não é uma tarefa fácil, uma vez que numerosos factores influenciam a bioeficácia e o efeito terapêutico dos medicamentos. Para obter produtos orientados para a qualidade, devem ser tomados cuidados que envolvem a identificação adequada das plantas, a estação do ano, a área de recolha, a sua extração, o processo de purificação e a racionalização da combinação no caso de medicamentos poli-herbais. São considerados vários parâmetros para a normalização de medicamentos à base de plantas, como se mostra na Figura. 1.4.

Uma grande lacuna associada à ayurveda é a falta de padronização, informação e controlo de qualidade dos medicamentos. Na ausência de dados farmacopeicos, é difícil padronizar os medicamentos em bruto (Raina, 2003).

1.2.1 Importância da normalização

- As ervas de diferentes origens são frequentemente conhecidas pelo mesmo nome popular. As plantas que crescem em condições climáticas e sazonais diferentes não têm constituintes químicos idênticos, pelo que não têm os mesmos efeitos terapêuticos. Assim, a normalização oferece um papel eficiente na identificação de fontes botânicas e desempenha um papel significativo na avaliação da qualidade de medicamentos em bruto, provenientes de diferentes localidades.

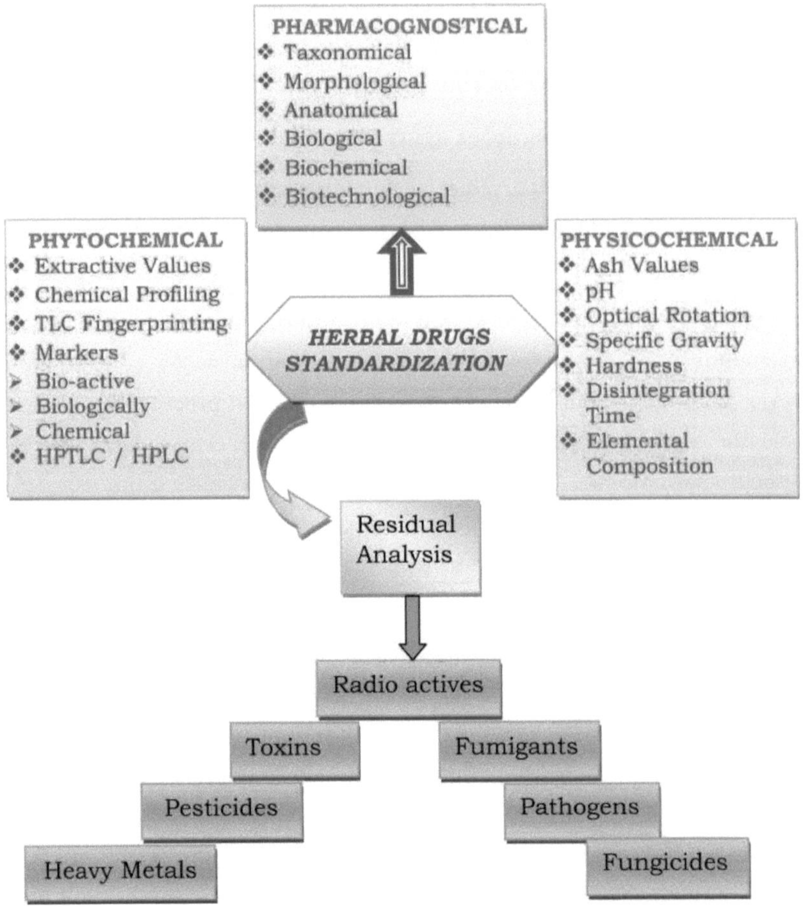

Figura.1.4: Parâmetros para a normalização de medicamentos à base de plantas

• O processo de recolha (fresco, à sombra ou seco ao sol), extração, processamento e armazenamento de medicamentos à base de plantas causa variação na potência e segurança, a normalização permite uma fácil identificação de adulterantes comuns.

• A falta de normas específicas para os medicamentos à base de plantas na forma de dosagem adequada cria dificuldades na administração, a normalização resolve o problema.

• A normalização desempenha um papel importante na especificação das condições de armazenamento e secagem, de modo a manter o prazo de validade dos medicamentos (Christie, 2001).

Assim, torna-se necessária a normalização da formulação e dos medicamentos em bruto.

1.3 Formulação à base de plantas

Os medicamentos e fórmulas à base de plantas têm sido amplamente utilizados em todo o mundo desde a antiguidade e têm sido reconhecidos por médicos e doentes pelo seu melhor valor terapêutico, uma vez que têm menos efeitos adversos em comparação com os medicamentos modernos (Verma *et al,*

2007) . De acordo com estudos recentes efectuados pela Organização Mundial de Saúde (OMS), cerca de 80% da população mundial depende de medicamentos tradicionais. Cerca de 121 medicamentos prescritos atualmente nos Estados Unidos da América (EUA) provêm de fontes naturais; cerca de 90 deles têm origem direta ou indireta em fontes vegetais.

A medicina à base de plantas, ou fitoterapia, é a ciência da utilização de remédios à base de plantas para tratar as manifestações de doenças, e as formulações à base de plantas são as preparações farmacêuticas preparadas a partir de uma única erva ou de combinações de ervas utilizadas para combater doenças (Agrawal e Paridhavi, 2007). As plantas medicinais de origem herbácea não apresentam quaisquer efeitos tóxicos apreciáveis, pelo que podem ser tomadas com segurança durante um período de tempo alargado.

Os produtos à base de plantas têm sido amplamente explorados como suplementos, em medicinas populares e tradicionais e como alternativas à medicina convencional. No entanto, para uma exploração eficiente deste recurso, são necessários novos métodos que permitam a identificação rápida de compostos activos conhecidos (Newman, 2008).

Há três razões principais para a popularidade dos medicamentos à base de plantas:

• Existe uma preocupação crescente com a fiabilidade e a segurança dos medicamentos e da cirurgia.

• A medicina moderna não está a conseguir tratar eficazmente muitos dos problemas de saúde mais comuns.

- Muitas medidas naturais estão a demonstrar que produzem melhores resultados do que os medicamentos ou a cirurgia, sem os efeitos secundários (Kusum *et al.,* 2010).

A incorporação de medicamentos à base de plantas no sistema de entrega também ajuda a aumentar a solubilidade, a estabilidade reforçada, a proteção contra a toxicidade, a atividade farmacológica reforçada, a distribuição melhorada dos macrófagos nos tecidos, a entrega sustentada e a proteção contra a degradação física e química.

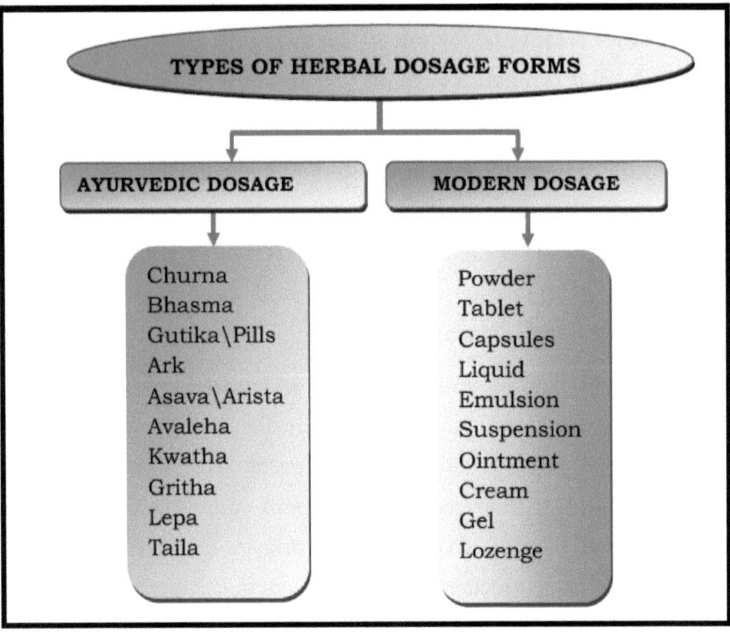

Figura.1.5: Classificação da formulação à base de plantas (Agrawal *et al.*, 2007)

1.3.1 Integração de um novo sistema de administração de medicamentos e de um sistema tradicional de medicina alternativa

O novo sistema de administração de medicamentos é uma nova abordagem à administração de medicamentos que aborda as limitações dos sistemas tradicionais de administração de medicamentos. O nosso país dispõe de uma vasta base de conhecimentos de ayurveda, cujo potencial só está a ser realizado nos últimos anos. No entanto, o sistema de administração de fármacos utilizado para administrar o medicamento à base de plantas ao doente é tradicional, o que resulta numa redução da eficácia do fármaco (Newman, 2008).

A nova tecnologia de administração de medicamentos, quando aplicada à fitoterapia, pode ajudar a aumentar a eficácia e a reduzir os efeitos secundários de vários compostos à base de plantas e ervas. Esta é a ideia básica subjacente à incorporação de um novo método de administração de fármacos em medicamentos à base de plantas. Assim, é importante integrar um novo sistema de administração de fármacos e o sistema ayurvédico indiano de medicamentos para combater doenças mais graves (Verma *et al.*, 2007).

Anteriormente, os medicamentos à base de plantas não conseguiam atrair os cientistas para o desenvolvimento de novos sistemas de administração de medicamentos devido às dificuldades de processamento, normalização, extração e identificação. Mas, atualmente, com o avanço da tecnologia, os novos sistemas de administração de medicamentos abrem a porta ao desenvolvimento de sistemas de administração de medicamentos à base de plantas. As novas tecnologias de administração de medicamentos ganharam importância para conseguir uma administração modificada de medicamentos à base de plantas, aumentando assim o valor terapêutico e reduzindo a toxicidade (Norman, 2001).

Os fármacos de origem ayurvédica podem ser utilizados de uma forma melhor e com maior eficácia se forem incorporados em formas de dosagem modernas. No entanto, os fitoterapêuticos necessitam de uma abordagem científica para fornecer os componentes de uma forma inovadora, a fim de aumentar a adesão do doente e evitar a administração repetida. Isto pode ser conseguido através da conceção de novos sistemas de administração de fármacos para os constituintes à base de plantas (Baker *et al.*, 2007).

Os novos sistemas de administração de fármacos não só ultrapassam o incumprimento, como também ajudam a aumentar o valor terapêutico, reduzindo a toxicidade e aumentando a biodisponibilidade. Recentemente, os cientistas farmacêuticos mudaram a sua atenção para a conceção de um sistema de administração de fármacos para medicamentos ayurvédicos utilizando uma abordagem científica (Musthaba *et al.*, 2009). Mas há muitos desafios que têm de ser ultrapassados, como a dificuldade de realizar investigação clínica, o desenvolvimento de bioensaios simples para a normalização biológica, a avaliação farmacológica e toxicológica, o desenvolvimento de métodos e a investigação dos seus locais de absorção, a descoberta de vários modelos animais para a avaliação da toxicidade e da segurança e os aspectos jurídicos.

Os praticantes de medicina alternativa sempre acreditaram que as interacções sinérgicas entre os componentes de ervas individuais ou misturas de ervas são uma parte vital da sua eficácia terapêutica. Um grande número de plantas utilizadas na prática tradicional tornou-se agora parte do sistema moderno de cuidados de saúde, quer como um todo, quer como um produto obtido a partir dos recursos vegetais (Zhao *et al.*, 2002).

1.4 Novas formas de dosagem orais

A administração de medicamentos é a forma através da qual o medicamento é administrado no organismo para obter benefícios terapêuticos. A administração de medicamentos é efectuada por vários meios, tais como a administração oral, a administração parentérica e a administração tópica. O sistema de administração oral de medicamentos é o sistema de aplicação mais importante, através do qual um medicamento pode ser administrado através da mucosa para produzir um efeito farmacológico sistémico. Os medicamentos são mais frequentemente administrados no organismo por via oral. De facto, a grande maioria das formas de dosagem farmacêutica é concebida para introdução oral, principalmente para facilitar a administração (Mayersohn, 1990). É a via mais comum, preferida, conveniente, aceite pelos doentes, rentável e mais adequada para descobrir e desenvolver novas entidades e formulações de medicamentos.

Os sistemas de administração oral de medicamentos podem ser classificados em três categorias: preparações de libertação imediata, preparações de libertação controlada e preparações de libertação dirigida. Estes sistemas de libertação podem ser classificados de várias formas, entre as quais a libertação imediata do fármaco (< 1 hora), como as soluções ou os comprimidos e cápsulas convencionais, e as destinadas a períodos longos (> 4 horas), como os multiparticulados revestidos ou as dispersões do fármaco em matrizes biodegradáveis (Robinson e Lee, 1987). As formas de dosagem de libertação imediata são uma das formas de dosagem mais amplamente aplicadas, sendo particularmente úteis em caso de emergência ou em condições especiais, como a indisponibilidade de água, etc. Para uma ação imediata dos medicamentos, as formas de dosagem sólidas são consideradas adequadas. Assim, a forma de dosagem oral sólida representa a classe preferida de produto, sendo as formas de dosagem oral sólida convencionalmente utilizadas os comprimidos, as cápsulas e as saquetas. São superiores em termos de eficácia terapêutica e estabilidade (Takada e Yoshikawa, 1999).

Embora alguns dos problemas associados ao sistema de administração oral de fármacos sólidos incluam a baixa biodisponibilidade, que se deve à fraca solubilidade aquosa que resulta numa taxa de dissolução lenta, consequentemente uma baixa permeabilidade intestinal e instabilidade no trato gastrointestinal e um elevado metabolismo de primeira passagem. Este facto pode levar a flutuações na resposta clínica ou a uma "janela terapêutica" estreita e, além disso, os doentes geriátricos e pediátricos têm dificuldade em engolir (disfagia). A formulação de uma forma de dosagem convencional envolveu muitos custos, mas não conseguiu retificar os problemas associados e, consequentemente, provoca o desperdício de uma grande parte de uma dose oral quando o medicamento é caro, bem como a perda de capital e de tempo (Aungst, 1993).

Para retificar estes problemas associados, foram descobertas e introduzidas muitas alternativas a fim de proporcionar os meios desejados para a administração de medicamentos. As formas de dosagem convencionais são mais amplamente utilizadas para o formato de dose oral. Um novo conceito de comprimido que ofereça facilidade de administração oral e benefícios de uma maior adesão dos doentes pode ser conseguido modulando as formas de dosagem de uma forma eficaz. A United States Food and Drug Administration (USFDA) define as novas formas de dosagem oral sólida como comprimidos de desintegração oral e define-os como "Uma forma de dosagem sólida que contém uma substância medicinal ou um ingrediente ativo que se desintegra rapidamente numa questão de segundos quando colocado sobre a língua" (Bandari e Mittapalli, 2008). Hoje em dia, a investigação procura encontrar um módulo de dosagem optimizado e eficaz, uma vez que os novos comprimidos não cumprem todos os critérios. Um desses módulos de dosagem é introduzido como grânulos de fusão rápida (FMG) que estão atualmente disponíveis.

1.4.1 Vantagens das formas de dosagem oral moduladas em relação à forma de dosagem convencional

- Conveniente para administração e compatível com o paciente.

- Não é necessário ingerir água para engolir a forma de dosagem.

- A boa sensação na boca pode ser alcançada.

- Dissolução rápida do fármaco e absorção que podem produzir um rápido início de ação.

- Capacidade de proporcionar as vantagens de um medicamento líquido sob a forma de uma preparação sólida.

- Melhoria da biodisponibilidade por absorção pré-gástrica.

A nova forma de dosagem de libertação imediata introduzida de acordo com a Farmacopeia dos Estados Unidos foi classificada como comprimido orodispersível, como se mostra na Figura 1.6 e na Tabela 1.3.

Os comprimidos de desintegração oral são também designados por comprimidos orodispersíveis, de dissolução bucal, de desintegração rápida, de fusão rápida, de desintegração rápida e de fusão rápida em areia. Nos últimos anos, tem-se verificado uma procura crescente de formas de dosagem mais fáceis de utilizar e conformes com as necessidades dos doentes. Consequentemente, a procura de desenvolvimento de novas tecnologias tem vindo a aumentar de dia para dia. Mas a literatura mostra uma diferenciação entre elas em termos do seu mecanismo de ação (Bhushan e Mahadik, 2003).

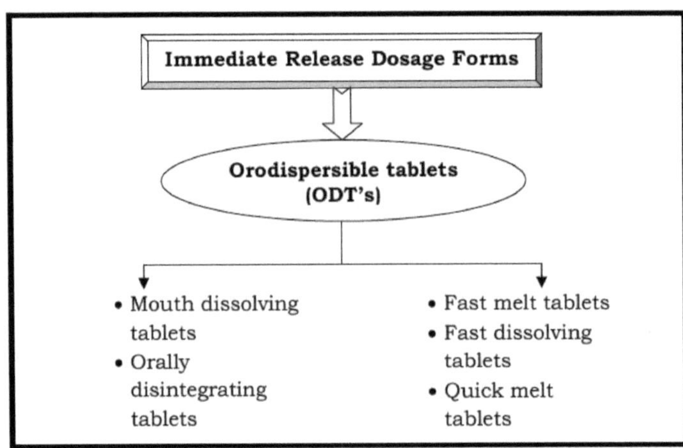

Figura.1.6: Classificação das formas de dosagem de libertação imediata

Quadro 1.3: Resumo das novas formas de dosagem de libertação imediata

FORMA DE DOSAGEM	DEFINIÇÃO
Comprimidos orodispersíveis (Bandari e Mittapalli, 2008)	Os comprimidos orodispersíveis, quando entram em contacto com as superfícies mucosas húmidas da cavidade oral, libertam rapidamente os seus componentes sem mastigação ou água antes de serem engolidos.
Comprimidos de dissolução bucal (Swami *et al.*, 2010)	Os comprimidos para dissolução bucal desintegram-se ou dissolvem-se rapidamente sem água em poucos segundos na boca devido à ação do superdesintegrante ou à maximização da estrutura dos poros na formulação.
Comprimidos de	Os comprimidos de dissolução rápida desintegram-se e/ou

dissolução rápida (Bhowmik e Chiranjib, 2009)	dissolvem-se rapidamente na saliva sem necessidade de água.
Comprimidos de fusão rápida (Farmacopeia Europeia, 2006)	Os comprimidos de fusão rápida desintegram-se ou dissolvem-se rapidamente na boca sem necessidade de água ou de mastigar.
Comprimidos de desintegração rápida (Ciper e Bodmeier, 2006)	As formas de dosagem de desintegração rápida são uma tecnologia relativamente nova que envolve a rápida desintegração ou dissolução da forma de dosagem numa solução ou suspensão na boca sem a ajuda de água.

Estas novas alternativas destinam-se a fornecer a estratégia de acordo com as necessidades do mercado, a diferenciação do produto e a adesão dos doentes. As suas vantagens características, como a administração sem água, em qualquer lugar e a qualquer momento, tornam-nas adequadas a doentes geriátricos e pediátricos, resolvendo o problema da disfagia. Também são adequados para doentes mentais, doentes acamados e doentes que não têm acesso fácil à água. Os benefícios, em termos de adesão do doente, rápido início de ação, maior biodisponibilidade e boa estabilidade tornam estes comprimidos populares como forma de dosagem de eleição no mercado atual (Seager, 1998). A comparação destas novas formas de dosagem orodispersíveis em termos de benefícios e limitações é apresentada no Quadro 1.4.

Tabela.1.4: Vantagens e desvantagens de vários tipos de comprimidos orodispersíveis

Tipos de comprimidos	Vantagens	Desvantagens
Comprimidos de dissolução bucal (Kuchekar e Mahajan, 2003)	-A biodisponibilidade do medicamento é aumentada. • Intervenção rápida na terapia medicamentosa. • O sabor amargo pode ser disfarçado para proporcionar uma boa sensação na boca. • Evita-se o risco de engasgamento ou asfixia durante a administração oral devido a obstrução física.	-Os medicamentos com doses relativamente maiores são difíceis de formular. -Os doentes que tomam concomitantemente medicação anticolinérgica podem não ser os melhores candidatos para comprimidos de dissolução oral.
Comprimidos de dissolução rápida (Bhowmik e	•Benéfico em casos como o enjoo, episódios de ataque alérgico ou	•Os comprimidos têm uma elevada friabilidade.

Chiranjib, 2009)	tosse. • Adequado quando é necessário um rápido início de ação. • Aumento da biodisponibilidade de fármacos insolúveis e hidrofóbicos.	• Os medicamentos com doses relativamente maiores são difíceis de formular. • Os comprimidos podem deixar um sabor desagradável e/ou uma sensação de grão na boca se não forem formulados corretamente.
Comprimidos orodispersíveis (Habib *et al.*, 2000)	• Biodisponibilidade melhorada. • Não necessita de embalagem específica, pode ser embalado em blisters push through. • Sensação de boca suave e sabor agradável. • Boa estabilidade química como forma de dosagem sólida oral convencional.	• Apresentam baixa resistência mecânica e friabilidade. • Sensível ao ambiente.
Fastmelt comprimidos (Kuchekar e Mahajan, 2003)	• Não necessita de água nem de mastigar. • Melhor sabor. • Estabilidade melhorada. • Melhoria da adesão dos doentes. • Têm um sabor aceitável e uma sensação agradável na boca. • Deixa um mínimo de resíduos.	• Os medicamentos com doses relativamente elevadas são difíceis de formular. • Os comprimidos têm uma elevada friabilidade.

1.4.2 Mecanismo de ação dos comprimidos orodispersíveis

Nos comprimidos orodispersíveis, a água entra rapidamente na matriz do comprimido, provocando uma desintegração rápida e a dissolução instantânea do comprimido, que liberta o fármaco da matriz.

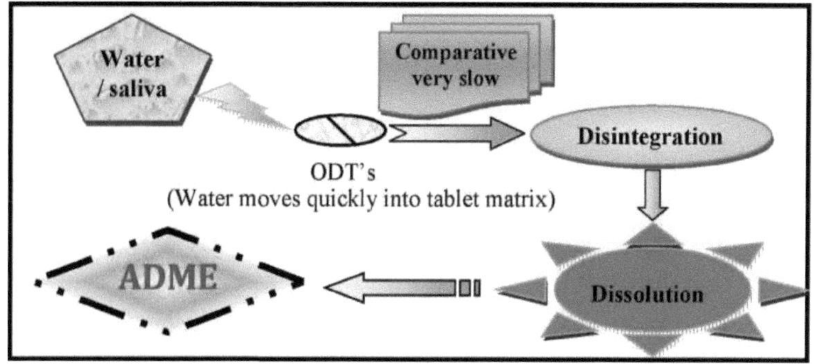

Figura.1.7: Mecanismo de ação dos comprimidos orodispersíveis

A maximização da estrutura porosa da matriz do comprimido e a incorporação de um agente desintegrante adequado ou de excipientes altamente solúveis em água na formulação do comprimido são as abordagens básicas utilizadas nas actuais tecnologias de comprimidos orodispersíveis. Tudo isto mostra que a penetração da água e a desintegração são as etapas básicas que antecedem a libertação do fármaco e que demoram muito tempo a ocorrer.

Para ultrapassar as limitações associadas aos comprimidos orodispersíveis (ODT), aos comprimidos de fusão rápida (FMT), aos comprimidos de dissolução bucal (MDT) e aos comprimidos de dissolução rápida (FDT), surgiram os grânulos de fusão rápida (FMG), que se tornaram uma alternativa mais económica e com maior adesão por parte dos doentes.

1.4.3 Granulado Fastmelt - uma nova alternativa

Um pó é um sistema heterogéneo de partículas sólidas secas e ar. O tamanho máximo das partículas é inferior a 1000 gm (Aulton, 2002). Os pós comportam-se em parte como líquidos e em parte como sólidos, uma vez que podem fluir como um líquido e fragmentar-se como um sólido. Os pós podem ser electrostáticos, especialmente em condições secas. Este facto pode colocar desafios ao processamento de pós na indústria farmacêutica, uma vez que as partículas se colam umas às outras e às paredes das câmaras de manipulação. Os pós farmacêuticos são normalmente materiais orgânicos e são utilizados como misturas.

Limitações associadas aos pós

- Indesejabilidade de tomar drogas com sabor amargo ou desagradável.

• Dificuldade de proteger da decomposição os pós que contêm materiais higroscópicos, deliquescentes ou aromáticos.

• O tempo e os custos necessários para a preparação de pós uniformes são muito imprecisos em relação aos pós a granel.

Os pós podem ser granulados para aumentar o tamanho das partículas. A granulação aumenta a fluidez, uniformiza o tamanho das partículas, reduz a poeira e pode mesmo controlar a taxa de libertação do medicamento e melhorar as características de compressão. Por definição, um grânulo tem um tamanho de partícula especificado de 2-4 mm. Na prática, partículas ainda mais pequenas do que 2 mm também podem ser consideradas grânulos. Os grânulos não são electrostáticos como os pós e são muito mais fáceis de manusear.

Os grânulos são partículas finas agregadas de pós e têm uma forma esférica. Os grânulos consistem em agregados sólidos e secos de partículas de pó suficientemente resistentes para suportar o manuseamento. Destinam-se a ser administrados por via oral. São administrados por dispersão ou dissolução em água ou noutro meio adequado, ou engolidos/mastigados como tal. Os grânulos contêm ingredientes activos com uma mistura complexa de diluentes, aglutinantes, desintegrantes, agentes tensioactivos, deslizantes, lubrificantes, corantes, substâncias de revestimento, tensioactivos, etc., que conferem as propriedades desejadas à forma de dosagem. Os grânulos apresentam-se como preparações de dose única ou multidose. Cada dose de uma preparação multidose é administrada por meio de um dispositivo adequado para medir a quantidade prescrita. No caso das preparações de dose única, cada dose é encerrada numa embalagem individual, por exemplo, uma saqueta ou um frasco para injectáveis.

Os grânulos são normalmente obtidos através da adição de líquidos (soluções aglutinantes ou solventes). Quantidades maiores de líquido de granulação produzem uma gama de tamanho de partículas mais estreita e grânulos mais grossos e duros, ou seja, a proporção de partículas de granulado fino diminui. A quantidade óptima de líquido necessária para obter um determinado tamanho de partícula deve ser conhecida de modo a manter as variações entre lotes a um nível mínimo. O método de granulação por via húmida produz grânulos de tamanho uniforme e é utilizado para melhorar o fluxo, a compressibilidade, a biodisponibilidade, a homogeneidade, as propriedades electrostáticas e a estabilidade das formas de dosagem.

Tipos de grânulos

1. Grânulos de libertação prolongada.

2. Grânulos com revestimento entérico.

3. Grânulos efervescentes.

4. Grânulos de libertação imediata.

O processo de absorção oral de fármacos ocorre principalmente nas regiões do intestino delgado, o que inclui a difusão transcelular passiva, processos de transporte mediados por transportadores, transporte paracelular e endocitose.

Em contrapartida, os grânulos Fastmelt representam um sistema de libertação imediata, uma técnica moderna que permite uma rápida desintegração/dissolução do fármaco carregado para entrar em solução em muito poucos segundos e, por conseguinte, uma absorção muito rápida na cavidade bucal para produzir a ação farmacológica desejada. Os grânulos Fastmelt são definidos como formulações de libertação imediata, que se desintegram ou dissolvem rapidamente (em poucos segundos) na boca sem necessidade de água ou mastigação. Uma vez que as formas de dosagem têm de ser convertidas em partículas finas por desintegração, entram depois em solução, antes de serem absorvidas pelo organismo. Para administrar a dose total recomendada, estas subunidades são colocadas numa saqueta. O principal obstáculo à entrada em solução é a desintegração dos grânulos das formas de dosagem sólidas, o que é agora ultrapassado através da utilização dos princípios de fabrico de grânulos de fusão rápida (Farmacopeia Europeia, 2006).

Estes são independentes do tempo de esvaziamento gástrico, resultando numa menor variabilidade inter e intra-sujeitos no trato gastrointestinal (Tang *et al.*, 2005). A maior parte da população atual pertence à geriatria devido ao aumento da esperança de vida. Várias condições fisiológicas e neurológicas, como a disfagia, o enjoo e os tremores das mãos, levam a que as formas de dosagem orais convencionais não sejam aceites.

A facilidade de medicação e de administração do medicamento em doses terapêuticas tornou-se mais importante para os doentes idosos. A pediatria também sofre de distúrbios de ingestão devido ao subdesenvolvimento do sistema muscular e nervoso. Por conseguinte, estes sistemas revelaram-se muito eficazes em ambos os casos (ou seja, geriatria/pediatria) e também quando a água não está disponível para tomar medicamentos, por exemplo, durante as viagens. Além disso, estes sistemas são dispersos de forma mais uniforme na cavidade bucal e asseguram um padrão de absorção do medicamento mais uniforme.

Estas técnicas permitem incorporar um medicamento existente num novo sistema de administração de fármacos que melhora significativamente o desempenho do medicamento em termos de eficácia, segurança e maior adesão do doente. Sob a forma de um novo sistema de administração de fármacos (NDDS), uma molécula de fármaco existente pode ganhar uma nova vida, aumentando assim o seu valor de mercado e a sua competitividade e prolongando mesmo a vida útil da patente (Shaji *et al.,* 2007).

Durante muito tempo, os medicamentos à base de plantas não foram considerados para o desenvolvimento de novas formulações devido à falta de justificação científica e às dificuldades de processamento, tais como a normalização, a extração e a identificação dos componentes individuais do medicamento em sistemas complexos de ervas. No entanto, a investigação fitofarmacêutica moderna pode resolver as necessidades científicas (como a determinação da farmacocinética, o mecanismo de ação, o local de ação, a dose exacta necessária, etc.) dos medicamentos à base de plantas a incorporar em novos sistemas de administração de medicamentos, como nanopartículas, microemulsões, sistemas matriciais, dispersões sólidas, lipossomas, nanopartículas lipídicas sólidas, etc.

Os grânulos Fastmelt oferecem várias novidades, juntamente com as vantagens associadas às classes de comprimidos orodispersíveis, que são as seguintes

• Uma vez que a formulação se encontra na forma granular, é necessária uma menor quantidade de aglutinante e superdesintegrantes em comparação com outras formas de dosagem, pelo que o custo pode ser reduzido.

• Mais eficaz em termos de tempo de desintegração.

• Maior adesão dos doentes no caso da pediatria/geriatria e independência do veículo.

• Libertação imediata do medicamento em comparação com os comprimidos.

• A disfagia pode ser ultrapassada.

• Rápido início de ação e elevada biodisponibilidade.

• Menos efeitos secundários.

1.4.4 Mecanismo de ação dos grânulos fastmelt

O mecanismo envolve a penetração de água da saliva no núcleo dos grânulos e forma uma solução saturada dos componentes solúveis. O gradiente de pressão osmótica induz um influxo de água que resulta numa rápida expansão da membrana, levando à formação de poros nos grânulos de fusão rápida. O fármaco começa a ser libertado através destes poros de acordo com uma cinética de ordem zero, ocorrendo todo o processo em muito poucos segundos.

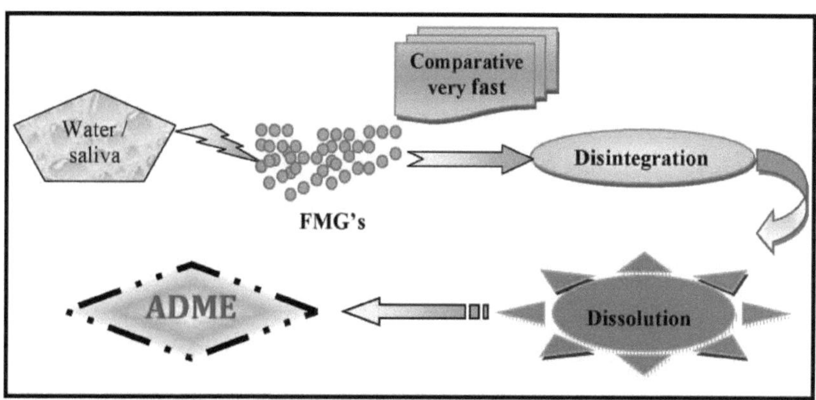

Figura.1.8: Mecanismo de ação dos grânulos fastmelt

1.4.5 Propriedades ideais dos grânulos fastmelt

• Os grânulos Fastmelt não devem necessitar de água para se desintegrarem/dispersarem/dissolverem na boca e não devem deixar resíduos na boca.

• Os grânulos Fastmelt devem ter uma sensação agradável/refrescante na boca e uma propriedade de mascaramento do sabor.

• Os grânulos Fastmelt devem ser menos sensíveis às condições ambientais.

• Os métodos de fabrico devem ser rentáveis e económicos.

Os ingredientes desempenham um papel vital em qualquer formulação e também garantem o funcionamento desejado da formulação. A classificação dos ingredientes gerais utilizados na formulação de grânulos de fusão rápida está resumida na Tabela 1.5.

Tabela.1.5: Ingredientes gerais utilizados nas formulações de grânulos fastmelt

Excipientes	Funções	Exemplos
Pastas	Os aglutinantes são utilizados como	Polímeros celulósicos, povidões,

	adesivos para ligar o pó na granulação húmida. Podem ser incorporados na mistura seca ou adicionados como uma solução ao pó misturado durante a granulação.	PVA, polímeros acrílicos, etilcelulose, HPC, HPMC, Eudragit RL, Eudragit RS, etc.
Super desintegrantes	Os superdesintegrantes proporcionam uma desintegração rápida. Podem atuar por mecanismos como o inchaço e a ação capilar.	Croscarmelose sódica, crospovidona, carmelose (NS-300), carmelose cálcica (ECG-505), glicolato de amido sódico (SSG), etc.
Agentes edulcorantes	Para disfarçar o sabor amargo e melhorar as qualidades gustativas.	Sorbitol, manitol, xilitolde xtrose, frutose, etc.
Agentes aromatizantes	Estes fornecem sabor e odor à formulação.	Mel, limão, laranja, aroma de N & A, etc.

1.4.6 Técnicas utilizadas para a preparação de grânulos fastmelt

Os grânulos de Fastmelt podem ser fabricados por vários métodos (Figura 1.9). Cada método requer condições de processamento específicas para a produção de grânulos Fastmelt de qualidades distintas. Os FMG, enquanto nova forma de dosagem, têm várias características que os distinguem das formas de dosagem mais tradicionais. As formulações tradicionais de comprimidos geralmente não requerem mascaramento de sabor, porque se assume que a forma de dosagem não se dissolverá até passar pela cavidade oral. Muitas suspensões orais, xaropes e comprimidos para mastigar contêm simplesmente aromas, açúcares e outros edulcorantes para superar o sabor amargo do medicamento. Os grânulos In fastmelt incluem edulcorantes e aromas para mascarar o sabor, mas muitos medicamentos amargos não são mascarados pelo agente de mascaramento do sabor. Os principais métodos de mascaramento do sabor incluem a adsorção ou a complexação com agentes de transporte e o revestimento por pulverização de partículas de fármaco. A Figura 1.9 ilustra a classificação das várias abordagens/tecnologias utilizadas para a produção de FMG e os pormenores dos métodos são apresentados no Quadro 1.6 (Tang *et al.*, 2005).

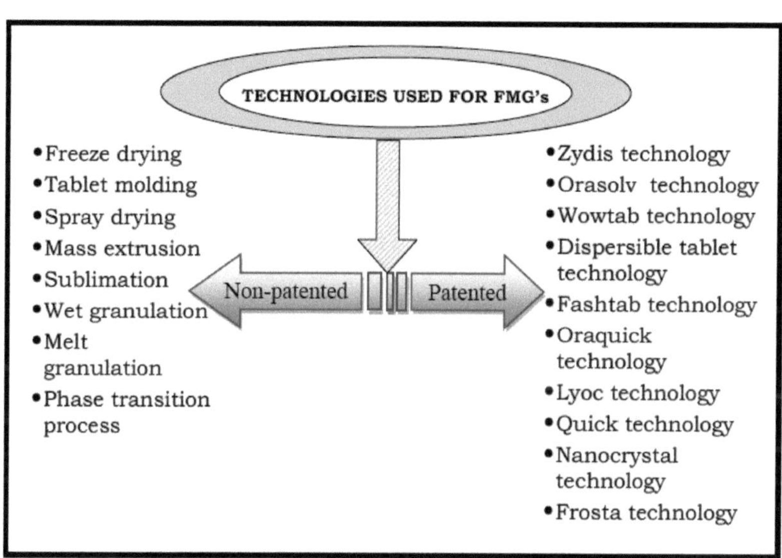

Figura.1.9: Tecnologias utilizadas para grânulos de fusão rápida (Swami *et al.*, 2010)

Tabela.1.6: Técnicas utilizadas para a preparação de grânulos de fusão rápida (Yourong *et al.*, 2005, Bhowmik e Chiranjib, 2009, Swami *et al.*, 2010)

Técnicas	Comentário
Liofilização	O processo envolve a remoção do solvente de uma suspensão ou solução congelada do medicamento, o que cria uma estrutura porosa amorfa que se dissolve rapidamente.
Secagem por pulverização	Esta tecnologia produz pó/grânulos altamente porosos e finos, uma vez que o solvente de processamento é evaporado durante o processo. Devido a isso, o tempo de desintegração é reduzido e a uniformidade do produto é obtida.
Extrusão de massa	Nesta técnica, uma mistura de fármaco ativo e de outros ingredientes é amolecida utilizando uma mistura de solventes de polietilenoglicol solúvel em água, utilizando metanol e, em seguida, a massa amolecida é extrudida através da extrusora ou da seringa para obter um cilindro de produto, que é finalmente cortado em segmentos iguais com a ajuda de lâminas aquecidas para obter FMG.
Sublimação	Nesta técnica, os ingredientes voláteis (por exemplo, cânfora, bicarbonato de amónio, naftalina, ureia, uretano, etc.) juntamente com outros excipientes são misturados e granulados. O material volátil aprisionado é então removido por sublimação, o que leva à formação de uma estrutura porosa com elevada porosidade (aproximadamente 30%), que se dissolve rapidamente em poucos segundos na saliva.
Transição de fase	A combinação de álcoois de açúcar de baixo e alto ponto de fusão, bem como uma transição de fase no processo de fabrico, é importante para fazer grânulos de fusão rápida sem qualquer

	aparelho especial. É necessário um aquecimento subsequente a uma temperatura entre os seus dois pontos de fusão.
Granulação por fusão	Neste processo, o aglutinante ceroso hidrofílico com ponto de fusão entre 33-37°C é utilizado para aumentar a porosidade nos grânulos formulados, o que ajuda na desintegração e fusão rápida na boca, solubiliza-se rapidamente e não deixa resíduos.
Granulação húmida	Neste processo, a mistura (ingrediente ativo e outros excipientes) é humedecida com um aglutinante de concentração definida e depois granulada. Obtêm-se grânulos com elevada porosidade que se desintegram rapidamente.
Tecnologia Zydis	Este é um método liofilizado que inclui o aprisionamento físico do fármaco numa matriz de sacarídeos e um polímero que se desintegra rapidamente. Quando as unidades de zydis são colocadas na boca, a estrutura liofilizada desintegra-se.
Tecnologia Orasolv	Esta técnica utiliza agentes desintegradores efervescentes. A utilização da efervescência provoca uma desintegração rápida em menos de 30 segundos em contacto com a água ou a saliva, deixando o medicamento em pó/grânulos revestido. O dióxido de carbono libertado pela formulação produz uma sensação de efervescência.

Atualmente, os grânulos fastmelt estão a ganhar cada vez mais importância no mercado. A dispersão na saliva na cavidade oral provoca a absorção pré-gástrica do fármaco que se dissolve. As regiões bucal, faríngea e gástrica são áreas de absorção de muitos medicamentos. Qualquer absorção pré-gástrica evita o metabolismo hepático de primeira passagem que aumenta a biodisponibilidade. Além disso, os perfis de segurança podem ser melhorados para os medicamentos que produzem quantidades significativas de metabolitos tóxicos mediados pelo metabolismo hepático de primeira passagem e pelo metabolismo gástrico e para os medicamentos que têm uma fração substancial de absorção na cavidade oral e nos segmentos pré-gástricos do TGI. Estão em curso investigações sobre anti-hipertensores, antieméticos e antiasmáticos. Juntamente com os medicamentos de origem sintética, os medicamentos à base de plantas estão a ganhar igual importância em termos de segurança e eficácia. A lista de classes de medicamentos adequados para grânulos de fusão rápida é apresentada na Figura 1.10.

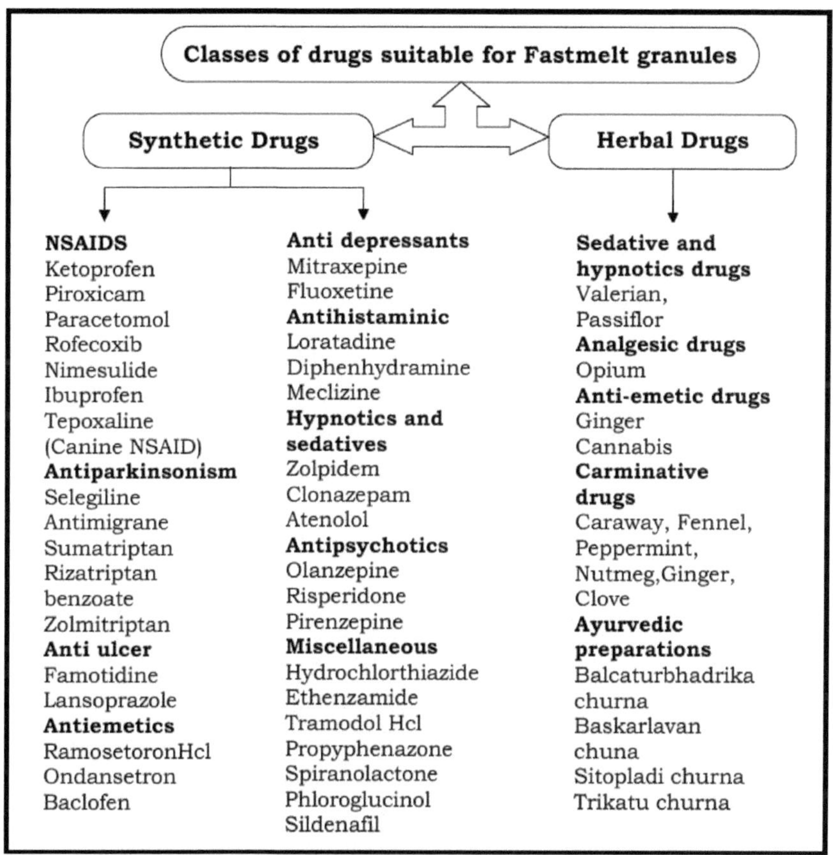

Figura.1.10 Classes de medicamentos adequados para grânulos de fusão rápida

1.4.7 Parâmetros de avaliação para grânulos de fusão rápida (Lachman e Liberman, 2005)

- Parâmetros micrométricos
- Tempo de desintegração
- Friabilidade e resistência dos grânulos
- Medição do tamanho das partículas
- Forma
- Embalagem
- Propriedade eletrostática
- Facilidade de consolidação e mecanismo

O tempo de desintegração do FMG é geralmente inferior a 1 minuto e o tempo de desintegração efetivo que o doente pode experimentar varia entre 5 e 30 segundos. O teste de desintegração do FMG deve imitar a desintegração na boca através da saliva. O comportamento de desintegração, a dureza e a friabilidade do FMG dependem dos parâmetros de processamento e das características do excipiente (compactabilidade e deformabilidade) que influenciam a porosidade do produto final.

Estas características devem ser tidas em conta, uma vez que facilitam a toma de qualquer forma e em qualquer altura: não requer a ingestão de líquidos e está pronto a ser utilizado em situações de emergência. Estes sistemas terapêuticos não têm de ser engolidos inteiros, o que aumenta a adesão dos doentes, especialmente no caso de crianças, idosos ou doentes com problemas de deglutição.

Capítulo 2. INVESTIGAÇÃO PREVISTA E PLANO DE TRABALHO

2.1 Investigação prevista

A procura crescente de produtos à base de plantas tradicionalmente utilizados em todo o mundo levou a que se propusessem novas formas de avaliar a qualidade, a eficácia e a segurança. Embora no mercado estejam disponíveis muitas preparações sintéticas, estas estão associadas a vários efeitos secundários, em comparação com as preparações ayurvédicas/ervas, que estão facilmente disponíveis com um mínimo de efeitos secundários.

A Ayurveda é utilizada como um sistema alternativo de medicina desde a antiguidade, cujo potencial só está a ser realizado nos últimos anos. O método de administração utilizado na ayurveda é antigo e desatualizado, o que, por sua vez, reduz a eficácia do medicamento. Se a nova tecnologia de administração de medicamentos for aplicada na ayurveda, pode ajudar a aumentar a eficácia de vários compostos à base de plantas e ervas. Durante muito tempo, os medicamentos à base de plantas não foram considerados para serem desenvolvidos como novas formulações devido à falta de justificação científica e às dificuldades de processamento. No entanto, a investigação moderna pode resolver estas necessidades científicas.

O Balcaturbhadrika churna é uma formulação ayurvédica bem conhecida, descrita no Formulário Ayurvédico da Índia. É um remédio muito eficaz no tratamento da diarreia e da emese. O Balcaturbhadrika churna contém *Piper longum* (Pippali), *Pistacia intigerrima* (Shringi), *Aconitum h.eteroph.yllum.* (Atis) e *Cyperus rotundus* (Nagarmotha) na mesma proporção. No Formulário Ayurvédico da Índia, o Balcaturbhadrika churna é prescrito na dose de 0,5-1g uma vez por dia.

Os grânulos Fastmelt (FMG) são uma nova forma de dosagem oral que proporciona uma dissolução rápida do fármaco carregado para entrar em solução em muito poucos segundos e, assim, absorver rapidamente na cavidade bucal para produzir a ação farmacológica desejada. Os grânulos Fastmelt são formulações novas e mais convenientes para o doente, que facilitam a sua toma sem água. Representam um sistema inovador de administração de fármacos, podem ser particularmente benéficos para as pessoas com estilos de vida activos que nem sempre têm água disponível, ou para os doentes que têm dificuldade em engolir, especialmente os doentes idosos/pediátricos, e podem ser tomados sem o auxílio de um veículo.

O objetivo do presente estudo é desenvolver grânulos de fusão rápida adequados de Balcaturbhadrika churna para libertação imediata do componente ativo. O método de granulação húmida proposto produz grânulos com uma distribuição estreita do tamanho das partículas, baixa friabilidade com elevado rendimento e teor de fármaco.

Por conseguinte, prevê-se que os grânulos de fusão rápida de Balcaturbhadrika churna possam superar os deméritos do churna, uma vez que a dispensa e o consumo de churna são inconvenientes, e produzir uma dose eficaz e uniforme para produzir uma libertação imediata, minimizando assim os efeitos adversos e melhorando a adesão do doente.

2.2 Plano de trabalho

1. Pesquisa bibliográfica

2. Seleção da formulação

3. Recolha e autenticação de medicamentos em bruto

4. Normalização dos medicamentos em bruto de acordo com as directrizes da OMS

5. Preparação da formulação

6. Padronização da formulação preparada

7. Estudo comparativo entre a formulação preparada e a comercializada

8. Estudo de incompatibilidade da formulação laboratorial com excipientes

9. Preparação de grânulos Fastmelt de formulação laboratorial

10. Avaliação dos grânulos Fastmelt de formulação laboratorial

- Teor de humidade
- Parâmetros micromeriticos
- Tempo de desintegração
- Finura de dispersão
- Friabilidade

11. Estudo comparativo entre Fastmelt granulado, Fastmelt comprimido e comprimido convencional de formulação laboratorial

- Formulação do comprimido Fastmelt e do comprimido convencional

- Estudo de pré-compressão dos grânulos do comprimido Fastmelt e do comprimido convencional

- Estudo pós-compressão do comprimido Fastmelt e do comprimido convencional

- Estudo comparativo entre Fastmelt granulado, Fastmelt comprimido e comprimido convencional

12. Estudos de estabilidade acelerada

13. Compilação dos dados e apresentação da tese

Capítulo 3. REVISÃO DA LITERATURA

• **Shicheng *et al.* (2004)** analisaram a importância dos comprimidos de desintegração rápida, que estão a ganhar popularidade nas últimas décadas. Após a introdução na boca, estes comprimidos dissolvem-se ou desintegram-se na boca na ausência de água adicional para facilitar a administração de ingredientes farmacêuticos activos. Esta análise descreve várias formulações e tecnologias desenvolvidas para obter uma dissolução/dispersão rápida dos comprimidos na cavidade oral.

• **Yourong *et al.* (2005) desenvolveram** grânulos altamente plásticos com elevada porosidade e formularam comprimidos de fusão rápida através do método de compressão direta. Concluíram que a natureza porosa e plástica dos grânulos permite a rápida dissolução do comprimido e, por sua vez, a rápida absorção e o rápido início de ação.

• **Shukla *et al.* (2007)** desenvolveram os parâmetros de controlo de qualidade do Bhaskarlavan churna para verificar a uniformidade, a qualidade, a segurança e a eficácia dos lotes. Todos os lotes foram avaliados em termos de valor extrativo, valor de cinzas, fitoconstituintes, teor de gordura bruta, perda por secagem, pH, teor de fibra total e parâmetros microméricos. Foram efectuados estudos espectroscópicos para desenvolver o espetro da formulação. Para garantir a segurança, procedeu-se à análise da contaminação microbiana e dos metais pesados.

• **Shukla *et al.* (2007)** estudaram as características macroscópicas e microscópicas do material vegetal presente no Bhaskarlavan churna, que é uma formulação ayurvédica. Os caracteres macroscópicos foram utilizados para a identificação e a qualidade dos materiais vegetais. O estudo comparativo mostrou que alguns dos caracteres microscópicos estavam ausentes na formulação comercializada.

• **Shukla *et al.* (2008)** desenvolveram impressões digitais para uma formulação ayurvédica Bhaskarlavan churna, através da piperina por cromatografia líquida de alta resolução. Os resultados da análise estatística mostraram que o presente método de HPLC para a determinação da piperina foi considerado simples, preciso, exato e adequado para a análise de rotina da piperina no churna. Os resultados concluíram que as impressões digitais desenvolvidas podem ser utilizadas como padrão e que a piperina pode ser utilizada como um possível composto marcador para impressões digitais de churna.

• **Goel *et al.* (2008)** formularam comprimidos de desintegração rápida para náuseas e vómitos utilizando ácido aminoacético, carmelose e alginato de sódio em combinação. Os comprimidos foram avaliados quanto à sua força de esmagamento, tempo de desintegração, tempo de humedecimento e taxa de absorção de água. O estudo provou que a nova combinação de excipientes pode ser utilizada para a administração de fármacos insolúveis em água em vez de superdesintegrantes.

• **Shukla *et al.* (2009)** fizeram uma revisão dos avanços tecnológicos efectuados até à data na área da avaliação de comprimidos de dissolução oral no que diz respeito às características especiais destas formas de dosagem únicas. Na ausência de qualquer método padronizado disponível, a recomendação do autor sobre questões críticas no campo pode ser considerada.

• **Shukla *et al.* (2009)** desenvolveram um processo de validação e impressões digitais para a Arjunaristha por HPTLC para a estimativa do ácido gálico. Uma vez que a consistência e o sabor da formulação variam de lote para lote, é necessário desenvolver um parâmetro de controlo da qualidade. Os lotes preparados e comercializados foram submetidos a HPTLC para a estimativa do ácido gálico. Os resultados mostram uma grande proximidade com pouco desvio e o método utilizado para validação e impressão digital foi considerado exato e reprodutível.

• **Setty *et al.* (2009)** desenvolveram comprimidos dispersíveis de algumas churnas ayurvédicas para melhorar a uniformidade da dosagem e a adesão dos doentes. No presente estudo, os comprimidos dispersíveis de churnas Sudarshan, Vyswanara e Panchasakar foram preparados pelo método de granulação húmida e os parâmetros micromeriticos da churna indicam uma fraca propriedade de fluxo das churnas. O comprimido dispersível de churnas apresenta um tempo de desintegração e um tempo de humedecimento mínimos.

• **Aswatha *et al.* (2009)** padronizaram o Avipattikar churna que é utilizado em muitos remédios. As preparações de mercado e de laboratório foram submetidas a uma avaliação físico-química. Os resultados obtidos

foram considerados suficientes para estabelecer normas para a manutenção da qualidade.

· **Kumar *et al.* (2009)** prepararam o comprimido de desintegração rápida de HCl de metformina utilizando diferentes concentrações de desintegrante natural. Os comprimidos preparados foram avaliados quanto à espessura, dureza, friabilidade, uniformidade de peso, tempo de desintegração, tempo de humedecimento e estudo de dissolução. Os comprimidos formulados apresentaram um bom aspeto e melhores propriedades de libertação do fármaco em comparação com os comprimidos convencionais comercializados.

· **Patil _et al._ (2010)** formularam e avaliaram comprimidos de Triphla churna por processo de granulação húmida para melhorar a adesão dos doentes. Os grânulos foram avaliados quanto aos parâmetros micromeriticos e os comprimidos foram avaliados de acordo com os parâmetros da farmacopeia. O estudo conclui que, ao formular comprimidos de triphla churna, a aceitabilidade do doente aumenta através da uniformidade da dose.

· **Meena _et al._ (2010)** desenvolveram os parâmetros de padronização para Ashwagandha churna de acordo com as monografias da OMS. Para a normalização deste medicamento, foram efectuados parâmetros físico-químicos, bem como estudos de TLC para verificar a qualidade do churna. A conclusão retirada do estudo foi que o churna contém todos os constituintes e caracteres de diagnóstico.

· **Sriwastava _et al._ (2010)** padronizaram o Ajmodadi churna; um forte vermífugo. A preparação laboratorial e a preparação comercializada foram padronizadas com base nas propriedades físico-químicas. O estudo revela que os parâmetros estabelecidos foram considerados suficientes para avaliar o churna e podem ser utilizados como padrões de referência para o controlo de qualidade.

· **Rao _et al._ (2010)** formularam e avaliaram comprimidos de dissolução rápida de algumas churnas ayurvédicas através da técnica de secagem a vácuo. Os comprimidos foram avaliados relativamente a diferentes parâmetros, tal como indicado na farmacopeia. Os comprimidos apresentam um tempo mínimo de humedecimento e desintegração e também aumentam a adesão do doente.

• **Pallikonda _et al._ (2010)** formularam e avaliaram comprimidos de dissolução bucal de domperidona, que actua como antiemético. Foram preparados diferentes lotes de comprimidos utilizando concentrações mais elevadas e mais baixas de superdesintegrantes como a croscarmelose de sódio, a crospovidona, o glicolato de amido de sódio, enquanto a celulose microcristalina foi utilizada como diluente. Foram realizados diferentes testes de avaliação, como dureza, friabilidade, tempos de molhagem e desintegração e % de libertação do fármaco.

• **Chakraborty *et al.* (2010) efectuaram um** estudo comparativo entre o superdesintegrante natural, ou seja, a mucilagem de *Plantago ovata*, e os superdesintegrantes sintéticos, como o glicolato de amido sódico e a croscarmelose sódica. Foram preparados comprimidos de dissolução rápida utilizando ambos os superdesintegrantes e avaliados em relação a diferentes parâmetros, tendo o superdesintegrante natural revelado uma melhor propriedade de desintegração do que os superdesintegrantes sintéticos habitualmente utilizados.

Revisão de patentes

• **A patente U.S.Pat.No.5501861 (1996)** patenteou o método de preparação de comprimidos de dissolução rápida. O comprimido de dissolução rápida formado por este método contém uma estrutura porosa com resistência, excelente desintegração e solubilidade.

• **A patente U.S.No.5807577 (1998)** patenteou o método de fabrico de comprimidos antiácidos fastmelt para administração oral, utilizando um par efervescente para obter resultados proeminentes.

• **A patente americana n.º 5939091 (1999)** patenteou o método de fabrico de comprimidos de fusão rápida em que os grânulos de baixa densidade foram preparados por pré-compressão e recomprimidos para formar comprimidos com maior desintegração e solubilidade.

• **A Patente U.S. n.º 6733781B2 (2004)** patenteou o processo no qual os comprimidos de dissolução rápida foram preparados por adição de polímero fundido a 37^0 . Utilizando este processo, o tempo de desintegração dos comprimidos foi reduzido.

Capítulo 4. PERFIL DA PLANTA

4.1 *Piper longum Linn.* (Pippali)

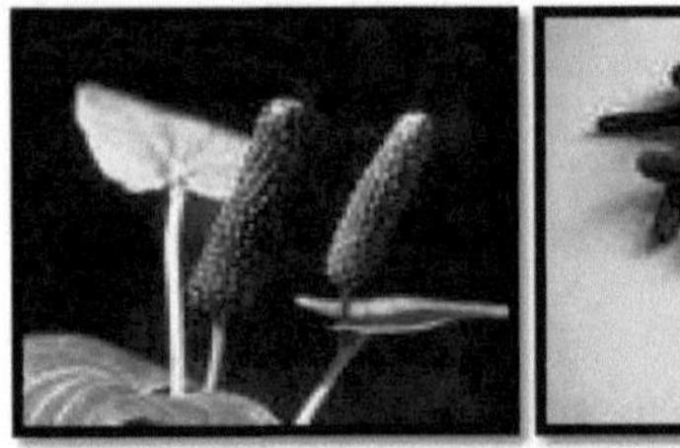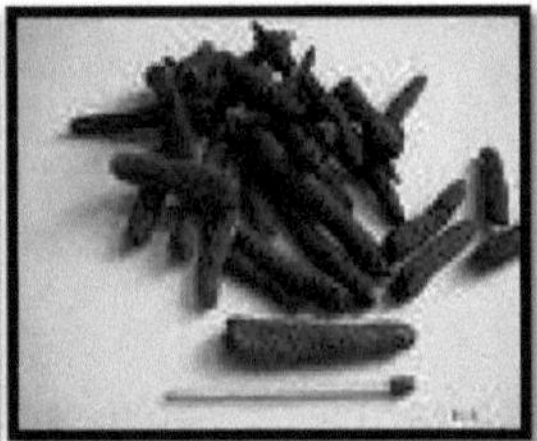

Figura 4.1 *Piper longumLinn. (Planta e fruto)*

Classificação botânica

Reino :	Plantas
Divisão :	Angiospermae
Classe :	Dicotiledóneas
Encomenda	: Piperales
Família :	Piperaceae
Género	: *Piper*
Espécies :	*longum* Linn

4.1.1 Parte utilizada: Fruto

4.1.2 Descrição:

O fruto é de cor verde-escura a verde, cilíndrico, de **sabor pungente, odor aromático e caraterístico, com 2-4** cm de comprimento e 0,40,7 cm de diâmetro.

4.1.3 Componente químico:

O fruto **contém um** alcaloide **bioativo**, a piperina, como **constituinte** principal, **juntamente com óleo volátil** (1-2%). Outros alcalóides incluem **piperidina, piperetina, piperitina, piperoleína A e B, piperanina, etc.**

4.1.4 Utilizações:

É utilizado para **aplicar em feridas e doenças relacionadas com a pele. Suprime a dor e também reduz a inflamação**.

4.1.5 Actividades farmacológicas:

Tem atividade antialérgica, antiasmática, hepatoprotectora, antidiarreica e antiemética **(Farmacopeia Ayurvédica** da Índia, 2001).

4.2 *Pistacia intigerrima* (Shringi)

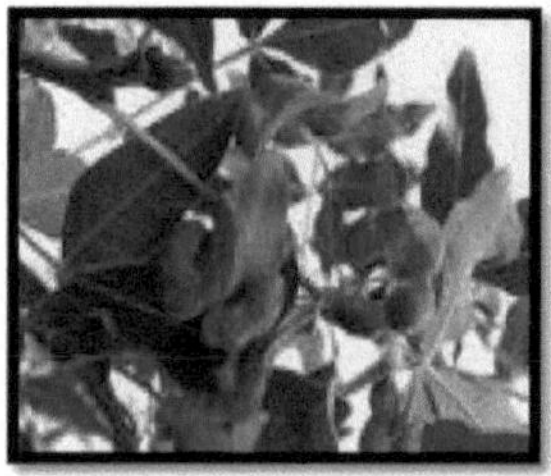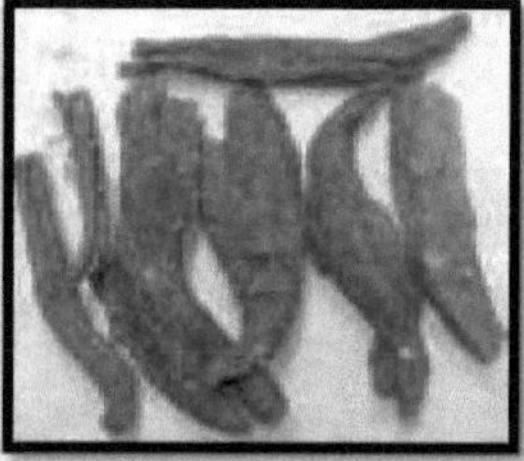

Figura 4.2 *Pistacia integerrima (planta e galha)*

Classificação botânica:

Reino :	Plantas
Divisão	:	Magnoliophyta
Classe	:	Magnoliopsida
Encomenda :	Anacardiáceas
Família	:	Anacardiaceae
Género	:	*Pistácia*
Espécies	:	*intigerrima*

4.2.1 Parte utilizada: Galinha

4.2.2 Descrição:

O pó é **castanho-acinzentado e, ao** microscópio, mostra **fragmentos de cor** amarelo-alaranjada **isolados ou associados a vasos do xilema e a** tecidos **do solo.**

4.2.3 Componentes químicos:

A vesícula contém **óleo essencial, taninos e matérias resinosas.**

4.2.4 Utilizações:

O óleo e a pasta **ajudam a reduzir a inflamação** do corpo e também são aplicados em doenças de pele. O pó normaliza o trato digestivo.

4.2.5 Actividades farmacológicas:

Tem atividade **anti-inflamatória**, anti-alérgica, antidiarreica e antiemética **(Farmacopeia Ayurvédica** da Índia, 2001).

4.3 *Aconitum heterophyllum* **(Atis)**

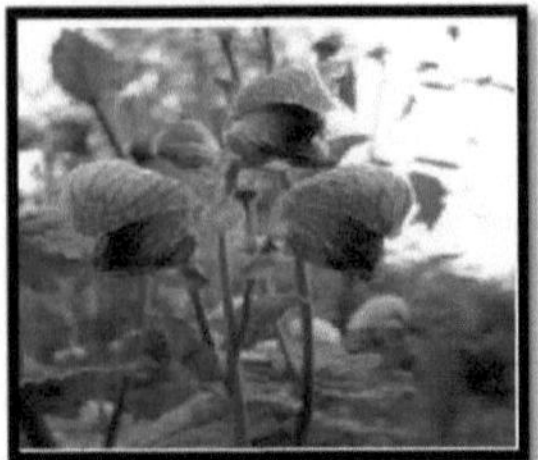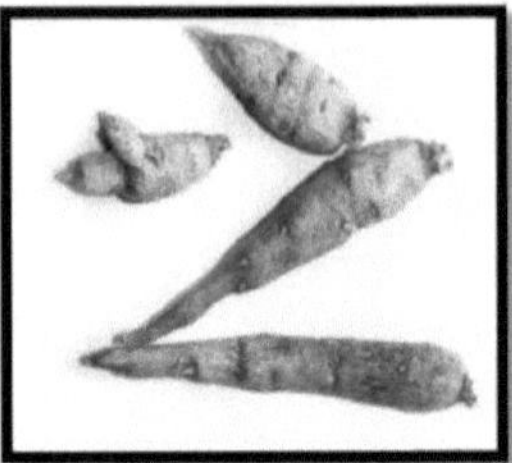

Figura 4.3 *Aconitum heterophyllum (planta e raiz)*

Classificação botânica

Reino Unido	: Plantae
Divisão	: Magnoliophyta
Classe	: Magnoliopsida
Encomendar	: Anacardiáceas
Família	: Ranunculaceae
Género	: *Aconitum*
Espécies	: *heterophyllum...*

4.3.1 Parte utilizada: Raiz

4.3.2 Descrição:

A raiz é **de cor** cinza **a castanho claro, ao microscópio mostra abundantes grãos de amido simples e compostos e** células **parenquimatosas.**

4.3.3 Componente químico:

A raiz **contém** cinco alcalóides diterpénicos, nomeadamente a palmatisina, a vakognavina, a **vakatisina, a vakatisinina e a vakati heteratisina**.

4.3.4 Utilizações:

Tónico amargo e **estomacal**.

4.3.5 Actividades farmacológicas:

Tem atividade **antidiarreica** e antiemética (Farmacopeia Ayurvédica da Índia, **2001**).

4.4 *Cyperus rotundus (Nagarmotha)*

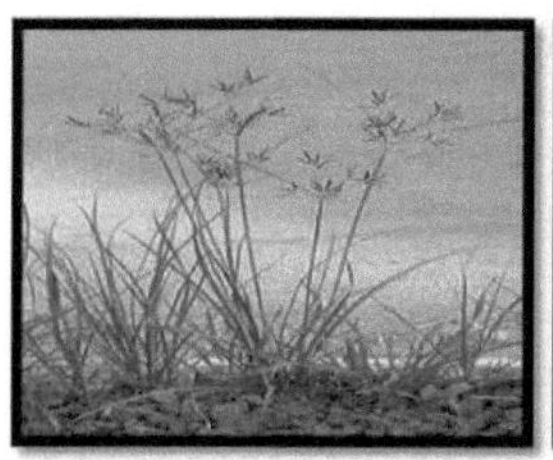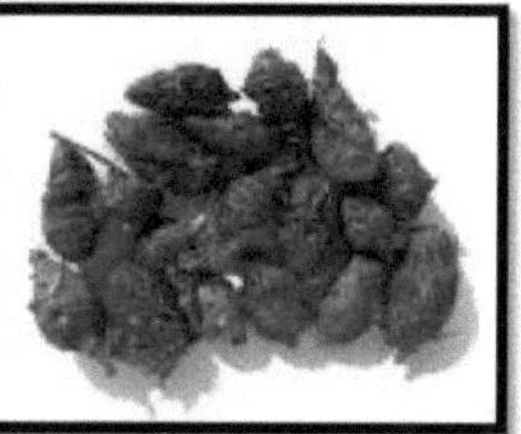

Figura 4.4 *Cyperus rotundus (planta e rizoma)*

Classificação botânica

Reino Unido	Plantas
Divisão	Magnoliophyta
Classe	Liliopsida
Encomendar	Poales
Família	Cyperaceae
Género	*Cyperus*
Espécies	*rotundo*

4.4.1 Parte utilizada: Rizoma

4.4.2 Descrição:

O pó castanho-claro, ao microscópio, mostra **células** escarlariformes espessas, **grãos de amido e vasos simples perfurados**.

4.4.3 Componente químico:

O **rizoma contém óleo aromático que é de 0,5 a 0,6 %. Para além disso, contém alguns alcalóides, minerais e vitaminas. As cinzas contêm cálcio, fósforo, sódio e alguns carbonatos**.

4.4.4 Utilizações:

A semente e a casca são utilizadas como demulcente, laxante, emoliente e também no **tratamento da obstipação crónica**.

4.4.5 Atividade farmacológica:

Tem atividade **antidiarreica** e antiemética (Farmacopeia Ayurvédica da Índia, **2001**).

Capítulo 5. PERFIL DO EXCIPIENTE

5.1 Aspartame

5.1.1 Categoria funcional:

Agente adoçante

5.1.2 Descrição:

O aspartame apresenta-se sob a forma de um pó cristalino branco, quase inodoro, com um sabor intensamente doce.

5.1.3 Denominação IUPAC: N-(L-α-Aspartil)-L-fenilalanina, éster 1-metil

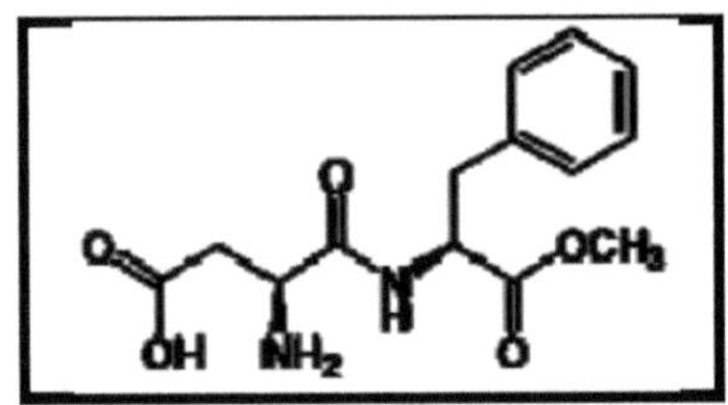

Figura.5.1: Fórmula estrutural do aspartame

5.1.4 Fórmula estrutural:

5.1.5 Aplicações:

O aspartame é utilizado como agente adoçante intenso em bebidas, produtos alimentares e em preparações farmacêuticas, incluindo comprimidos, misturas em pó e preparações vitamínicas. Melhora os sistemas de sabor e pode ser utilizado para mascarar algumas características de sabor desagradáveis. O poder adoçante aproximado é 180-200 vezes superior ao da sacarose. Na prática, a pequena quantidade de aspartame consumida proporciona um efeito nutritivo mínimo. Em termos terapêuticos, o aspartame também tem sido utilizado no tratamento da anemia falciforme.

5.1.6 Estabilidade e condições de armazenamento:

O aspartame é estável em condições secas. Deve ser armazenado num recipiente bem fechado, num local fresco e seco.

5.2 Glicolato de amido e sódio

5.2.1 Sinónimos:

Carboximetilamido, Explosol, Explotab, Glycolys, Primojel, éter carboximetilamido, Tablo, Vivastar P.

5.2.2 Categoria funcional:

Desintegrante de comprimidos e cápsulas.

5.2.3 Descrição:

O glicolato de amido sódico é um pó branco a esbranquiçado, inodoro, insípido e de fluxo livre. É constituído por grânulos ovais ou esféricos, com 30-100 mm de diâmetro, com alguns grânulos menos esféricos que variam entre 10-35 mm de diâmetro.

5.2.4 Fórmula estrutural:

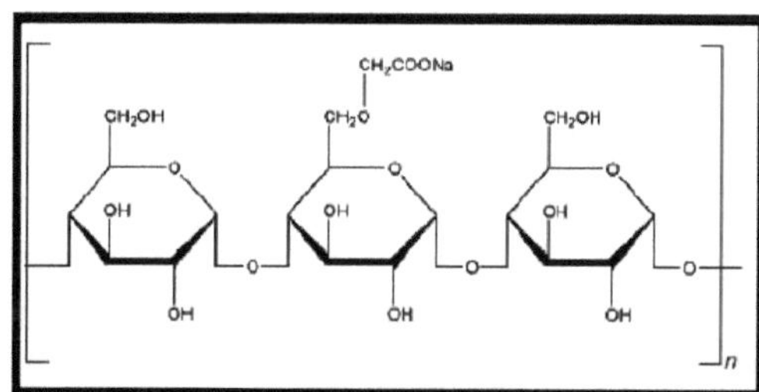

Figura.5.2: Fórmula estrutural do glicolato de amido sódico

5.2.5 Aplicações:

O glicolato de amido sódico é amplamente utilizado em produtos farmacêuticos orais como desintegrante em formulações de cápsulas e comprimidos. É normalmente utilizado em comprimidos preparados por compressão direta ou por processos de granulação húmida. A concentração habitualmente utilizada numa formulação situa-se entre 2% e 8%, sendo a concentração óptima de cerca de 4%, embora em muitos casos 2% seja suficiente. A desintegração ocorre por rápida absorção de água seguida de um rápido e enorme inchaço. O aumento da pressão de compressão do comprimido também parece não ter qualquer efeito no tempo de desintegração. O glicolato de amido sódico também foi investigado para utilização como veículo de suspensão.

5.2.6 Estabilidade e condições de armazenamento:

O glicolato de amido sódico é estável e deve ser armazenado num recipiente bem fechado, a fim de o proteger de grandes variações de humidade e temperatura, que podem causar aglomeração.

5.3 Crospovidona

5.3.1 Sinónimos:

Povidona reticulada E1202, Kollidon CL, Kollidon CL-M, Polyplasdone XL, Polyplasdone XL-10, polivinilpolipirrolidona, homopolímero de 1-vinil-2-pirrolidinona.

5.3.2 Categoria funcional:

Desintegrante de comprimidos.

5.3.3 Descrição:

A crospovidona é um pó branco a branco-creme, finamente dividido, de fluxo livre, praticamente insípido, inodoro ou quase inodoro, higroscópico.

5.3.4 Denominação IUPAC: Homopolímero de poli[1-(2-oxo-1-pirrolidinil)etileno] 1-Etenil-2-pirrolidão 1-Vinil-2-pirrolidinão-Polimero Copovidona

5.3.5 Fórmula estrutural:

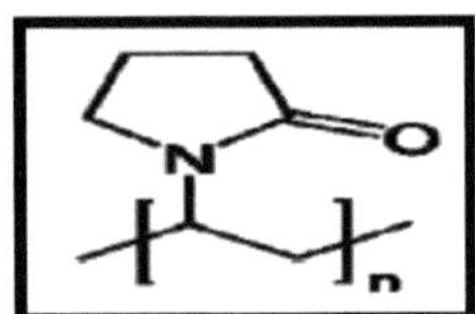

Figura.5.3: Fórmula estrutural da crospovidona

5.3.6 Aplicações:

A crospovidona é um desintegrante de comprimidos insolúvel em água e um agente de dissolução utilizado numa concentração de 2-5% em comprimidos preparados por compressão direta ou por métodos de granulação húmida e seca. Apresenta rapidamente uma elevada atividade capilar e uma capacidade de hidratação pronunciada, com pouca tendência para formar géis. Os estudos sugerem que a dimensão das partículas da crospovidona influencia fortemente a desintegração dos comprimidos analgésicos. As partículas maiores proporcionam uma desintegração mais rápida do que as partículas mais pequenas. A crospovidona pode também ser utilizada como potenciador de solubilidade. Com a técnica de co-evaporação, a crospovidona pode ser utilizada para aumentar a solubilidade de fármacos pouco solúveis.

5.3.7 Estabilidade e condições de armazenamento:

A crospovidona é higroscópica; deve ser armazenada num recipiente hermético, num local fresco e seco.

5.4 Acácia

5.4.1 Sinónimos:

Goma de acácia, goma arábica E414, goma de acácia, gummi africanum, gum arabic, gummi arabicum.

5.4.2 Categoria funcional:

Agente emulsionante, agente estabilizador, agente de suspensão, aglutinante de comprimidos, agente de aumento da viscosidade.

5.4.3 Descrição:

A acácia está disponível sob a forma de flocos finos brancos ou branco-amarelados, lágrimas esferoidais, grânulos, pó ou pó seco por pulverização. É inodora e tem um sabor suave.

5.4.4 Aplicações:

A acácia é utilizada principalmente em formulações farmacêuticas orais e tópicas como agente de suspensão e emulsificação, frequentemente em combinação com tragacanto. Também é utilizada na preparação de pastilhas e pastilhas, e como aglutinante de comprimidos, embora, se utilizada de forma incauta, possa produzir comprimidos com um tempo de desintegração prolongado. A acácia também foi avaliada como bioadesivo; e foi utilizada em novas formulações de comprimidos e em comprimidos de libertação modificada. A acácia também é utilizada em cosméticos, confeitaria, produtos alimentares e aromas secos por pulverização.

5.4.5 Estabilidade e condições de armazenamento:

As soluções aquosas estão sujeitas a degradação bacteriana ou enzimática, mas podem ser preservadas fervendo inicialmente a solução durante um curto período de tempo para inativar quaisquer enzimas presentes; pode também ser utilizada a irradiação por micro-ondas. As soluções aquosas também podem ser preservadas através da adição de um conservante antimicrobiano. A acácia em pó deve ser armazenada num recipiente hermético num local fresco e seco.

Capítulo 6. TRABALHO EXPERIMENTAL

6.1 Seleção da formulação

O Balcaturbhadrika churna é uma fórmula ayurvédica mencionada no Formulário Ayurvédico da Índia. É utilizada no tratamento da diarreia e da emese. O Balcaturbhadrika churna contém *Piper longum* (Pippali), *Pistacia intigerrima* (Shringi), *Aconitum heterophyllum* (Atis) e *Cyperus rotundus* (Nagarmotha).

6.2 Recolha e autenticação de drogas em bruto

As drogas brutas foram adquiridas no mercado local e identificadas no Departamento de Botânica, Universidade de Vikram, Ujjain (M.P) e o número do espécime de comprovante é:

- (MIPS/C/01/2011) - *Cyperus rotundus*

- (MIPS/P/02/2011) - *Pistacia intigerrima*

- (MIPS/P/03/2011) - *Piper longum*

- (MIPS/A/04/2011) - *Aconitum heterophyllum*

O herbário foi apresentado no Departamento de Farmacognosia, Mahakal Institute of Pharmaceutical Studies, Ujjain (M.P.).

6.3 Preparação do Balcaturbhadrika Churna

As drogas brutas Pippali, Shringi, Atis e Nagarmotha foram limpas e secas corretamente. Todas as drogas brutas foram separadamente pulverizadas e peneiradas. Cada um dos pós foi pesado separadamente e bem misturado em proporções iguais na ordem indicada no Quadro 6.1, tendo sido passado através do peneiro n.º 80 (Ayurvedic Formulary of India, 2001). O churna comercializado foi adquirido no mercado (Balcaturbhadrika churna; Sadhana chemicals, Udaipur).

6.4 Desenvolvimento de parâmetros de controlo de qualidade: Balcaturbhadrika Churna

O controlo da qualidade dos medicamentos significa a confirmação da sua identidade, qualidade e pureza. A qualidade de qualquer formulação pode ser assegurada garantindo a qualidade da matéria-prima. Para este efeito, todos os medicamentos em bruto e a formulação foram avaliados por diferentes métodos, por exemplo, caracteres macroscópicos, caracteres microscópicos, valor de cinzas, valor extrativo, matérias estranhas, etc. (directrizes da OMS, 2002).

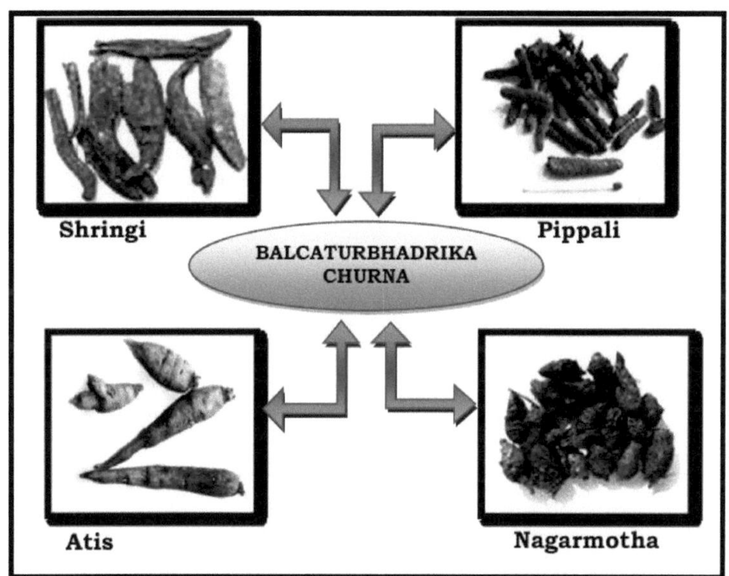

Figura.6.1: Ingredientes de Balcaturbhadrika churna

Tabela.6.1: Ingredientes de Balcaturbhadrika churna

S.n.	Nome local	Nome botânico	Família	Peça utilizada	Quantidade (g)
1	Nagarmotha	*Cyperus Rotmdus*	Cyperaceae	Rizoma	50
2	Shringi	*Pistácia Irdiggrrima*	Anacardiaceae	Galinha	50
3	Atis	*Acondam heterunPyllum*	Ranunculáceas	Raiz	50
4	Pippali	*Piper Inngsm*	Piperaceae	Fruta	50

6.4.1 Determinação dos caracteres macroscópicos

Os caracteres macroscópicos são determinados para a identificação de drogas brutas e é feita através de inspeção visual. A cor foi examinada à luz do sol e foi comparada com a referência.

No exame do odor, todas as drogas brutas foram cheiradas individualmente após um intervalo de tempo de 2 minutos para anular o efeito do cheiro anterior. Os sabores das drogas brutas foram examinados separadamente nas papilas gustativas da língua. O intervalo de tempo entre cada amostra foi mantido em 15 minutos, de modo a que as papilas gustativas estivessem sempre frescas (Tabela 6.2). De igual modo, o mesmo procedimento foi repetido para o BC-lab e o BC-mkt, como se mostra no Quadro 6.3 (directrizes da OMS, 2002).

Tabela.6.2: Características macroscópicas dos medicamentos em bruto

S.n.	Personagens	Particularidades			
		Cyperus rotundus	*Pistacia intigerrima*	*Aconitum heterophyllum*	*Piper longum*
1	Peça utilizada	Rizoma	Galinha	Raiz	Fruta
2	Tamanho (cm)	10-20 cm/ 0,8-2,5 cm	2,5-9 cm/ 2 cm	2-8 cm/ 0,4-1,5 cm	2-4 cm/ 0,4-1 cm
3	Forma	Alongado	Cilíndrico	Ovoide e cónico, afinando para baixo	Cilíndrico
4	Odor	Agradável	Aromático	Característica	Aromático
5	Gosto	Pungente	Adstringente	Amargo	Pungente
6	Cor	Castanho-escuro	Castanho acinzentado	Cinzento claro branco	Preto esverdeado

Tabela.6.3: Características macroscópicas de BC-lab e BC-mkt

S.n.	Particularidades	Odor	Gosto	Cor
1	BC-lab	Característica	Pungente	Castanho pálido
2	BC-mkt	Característica	Pungente	Castanho pálido

6.4.2 Determinação dos caracteres microscópicos

Os caracteres microscópicos foram determinados para confirmação dos pormenores estruturais. A churna foi fervida com hidrato de cloral para remover os pigmentos e depois transferida para um vidro de relógio com água. Foi colhida uma amostra numa lâmina de vidro, à qual foram adicionadas 2-3 gotas de ácido clorídrico, álcool, iodo, clorogucinol e solução de cloreto férrico, separadamente, para examinar as diferentes características microscópicas do churna (quadro 6.4) (directrizes da OMS, 2002).

6.4.3 Determinação de matérias estranhas

A matéria estranha é a matéria estranha presente no material do medicamento em bruto. Espalharam-se 100 g de droga bruta, pesada com exatidão, numa superfície limpa; as matérias estranhas foram detectadas por inspeção visual, como se mostra no quadro 6.5 (orientações da OMS, 2002).

Tabela.6.4: Características microscópicas de BC-lab e BC-mkt

S.no.	Microscopic structure	Characteristics	Shows presence	Inference	
				BC-lab	BC-mkt
1		Simple starch grains	*Aconitum heterophyllum and Cyperus rotundus*	Present	Present
		Compound starch grains	*Aconitum heterophyllum*	Present	Present
2		Xylem vessels	*Pistacia integerrima*	Present	Absent
3		Oil globules	*Piper longum*	Present	Present
4		Scleriform cells	*Cyperus rotundus*	Present	Present
5		Parenchymatous cells	*Aconitum heterophyllum*	Present	Present
6		Stone cells	*Piper longum*	Present	Absent

6.4.4 Determinação do teor de humidade

O teor de humidade determina a presença de humidade nos medicamentos em bruto. É necessário determinar o teor de humidade, uma vez que a humidade promove o crescimento microbiano. Para um petrídeo, foi retirada uma quantidade pesada (10 g) do fármaco bruto em pó e seca na estufa durante 1 hora, deixada arrefecer no dessecador e depois pesada novamente. O procedimento foi repetido até se obter uma diferença de peso não superior a 0,01 g (Tabela 6.5). Do mesmo modo, repetiu-se o mesmo procedimento para o BC-lab e o BC-mkt, como se mostra na Tabela 6.6 (Mukherjee, 2002).

6.4.5 Determinação da matéria extractiva

O valor de extração determina a natureza dos constituintes químicos presentes num medicamento em bruto e é útil para a estimativa dos constituintes químicos solúveis em solventes específicos utilizados na extração.

Extração a frio (maceração)

Pesaram-se com exatidão 4 g de material seco ao ar, em pó grosseiro, e colocaram-se num balão de iodo de 250 ml com rolha de vidro. Adicionaram-se 100 ml de solvente e agitou-se ocasionalmente durante 6 horas. Deixou-se o frasco em repouso durante 18 horas; filtrou-se o conteúdo do frasco. Entretanto, pesou-se um petrídulo e transferiu-se para ele 25 ml do filtrado. O filtrado foi evaporado num banho de água e o conteúdo foi seco durante 6 horas numa estufa. O filtrado foi então arrefecido num exsicador durante 30 minutos, tendo sido pesado novamente sem demora. Foi calculada a quantidade de matéria extraível em mg/g do material seco ao ar. O mesmo procedimento foi aplicado a outros solventes, como a água e o álcool (quadro 6.5). De igual modo, repetiu-se o mesmo procedimento para o BC-lab e o BC-mkt, como indicado no quadro 6.6 (directrizes da OMS, 2002).

6.4.6 Determinação do valor das cinzas

O valor de cinzas é utilizado para determinar tanto as "cinzas fisiológicas", que derivam do próprio tecido vegetal, como as cinzas "não fisiológicas", que são o resíduo da matéria estranha (por exemplo, areia e solo) que adere à superfície da planta. A cinza total é o resíduo obtido após a ignição da restante matéria insolúvel.

- *Cinzas totais*

2 g de matéria-prima em pó, pesada com exatidão, foram incinerados numa cápsula de sílica a uma temperatura de 450⁰ C até se libertarem do carbono. O resíduo foi deixado arrefecer num exsicador durante 30 minutos e pesado. A quantidade de cinzas totais foi calculada.

- ***Cinzas insolúveis em ácido***

Ao cadinho que contém as cinzas totais, adicionaram-se 25 ml de ácido clorídrico, cobriu-se com um vidro de relógio e ferveu-se suavemente durante 5 minutos. O vidro de relógio foi lavado com 5 ml de água e este líquido foi adicionado ao cadinho. A matéria insolúvel foi recolhida em papel de filtro sem cinzas e lavada com água quente até o filtrado ficar neutro. O papel de filtro que contém as matérias insolúveis foi transferido para o cadinho original, seco numa placa quente e incinerado até peso constante. O resíduo foi deixado arrefecer num exsicador durante 30 minutos e pesado. A quantidade de cinzas insolúveis em ácido foi calculada.

- ***Cinzas solúveis em água***

Ao cadinho que continha as cinzas totais, adicionaram-se 25 ml de água e ferveu-se suavemente durante 5 minutos. A matéria insolúvel foi recolhida em papel de filtro sem cinzas, lavada com água quente e incinerada num cadinho durante 15 minutos a uma temperatura de 450⁰ C. A quantidade de cinzas solúveis em água foi calculada. Os resultados são apresentados nos quadros 6.5 e 6.6 (directrizes da OMS, 2002).

6.4.7 Determinação do índice de formação de espuma

O índice de formação de espuma determina a presença de saponinas. Pesa-se 1 g de pó grosseiro e transfere-se para um erlenmeyer de 500 ml com 100 ml de água a ferver. A mistura foi fervida durante 30 minutos, arrefecida e filtrada para um balão volumétrico de 100 ml, tendo sido adicionada uma quantidade de água suficiente para perfazer o volume. Deitar a decocção em 10 tubos de ensaio com rolha, em porções sucessivas de 1, 2, 3 ml, etc., até 10 ml, e ajustar o volume do líquido em cada tubo com água até 10 ml. Os tubos foram tapados e agitados longitudinalmente durante 15 segundos. Deixou-se repousar durante 15 minutos e mediu-se a altura da espuma. Se a altura da espuma em cada tubo for inferior a 1 cm, então o índice de espuma é inferior a 100 e se a altura da espuma em cada tubo for superior a 1 cm, então o índice de espuma é calculado pela seguinte fórmula (directrizes da OMS, 2002) (Quadro 6.5):

Índice de formação de espuma=1000/a;

Onde, a = volume em ml de decocção utilizado para preparar a diluição no tubo onde se observou a formação de espuma a uma altura de 1 cm.

De igual modo, o mesmo procedimento foi repetido para BC-lab e BC- mkt, como se mostra no quadro 6.6.

6.4.8 Determinação do índice de inchamento

O índice de inchamento determina a presença de gomas, mucilagens, pectinas ou hemiceluloses. O índice de inchamento é o volume em ml absorvido pelo inchamento de 1 g de material vegetal em condições específicas. Introduziu-se 1 g de pó em 25 ml de uma proveta graduada com rolha de vidro, adicionou-se 25 ml de água e agitou-se a mistura durante 1 hora, com intervalos de 10 em 10 minutos. Em seguida, deixou-se repousar durante 3 horas à temperatura ambiente. Mediu-se o volume, em ml, ocupado pelo material vegetal. O valor médio da determinação individual foi calculado (directrizes da OMS, 2002). De forma semelhante, repetiu-se o mesmo procedimento para o BC-lab e o BC-mkt, como se mostra na Tabela 6.6.

6.4.9 Determinação do pH

O valor do pH representa a acidez e a alcanidade de uma solução aquosa. A medição do pH é geralmente efectuada com um medidor de pH adequado, equipado com dois eléctrodos, um de vidro sensível à atividade de hidrogenação e outro de calomelano como elétrodo de referência. A determinação é efectuada à temperatura ambiente 25 ± 2⁰ C (Mukherjee *et al.* 2002).

As soluções de ensaio foram preparadas dissolvendo 1 g de droga bruta em 100 ml de água (1 % p/v) e 10 g em 100 ml de água (10 % p/v). Os eléctrodos foram imersos na solução a examinar e o pH foi medido (Tabela 6.6).

Tabela.6.5: Parâmetros de normalização para medicamentos em bruto

S.n.	Parâmetros	Particularidades							
		Cyperus rotundus		*Pistacia intigerrima*		*Aconitum heterophyllum*		*Piper longum*	
		Std.	Obs.	Std.	Obs.	Std.	Obs.	Std.	Obs.
1.	Matérias	NMT	0.00	NMT	0.00	NMT	0.00	NMT	0.00

	estranhas	2		2		2		2	
2.	Teor de humidade (%)*	NMT 10	0.93 ± 0.02	NMT 10	0.68 ± 0.05	NMT 10	0.89 ± 0.08	NMT 10	0.32 ± 0.03
3.	Matéria extrativa								
	Solúvel em álcool (%w/w)*	NLT 05	06.29 ±1.12	NLT 30	34.20 ± 2.44	NLT 06	08.21 ± 1.57	NLT 05	07.59 ± 1.72
	Solúvel em água (%w/w)*	NLT 11	12.88 ± 1.04	NLT 30	36.20 ± 2.91	NLT 24	27.75 ± 2.82	NLT 07	08.94 ± 1.16
4.	Valor das cinzas								
	Cinzas totais (%w/w)*	NMT 08	5.26 ± 1.14	NMT 07	2.18 ± 0.97	NMT 04	2.08 ± 0.78	NMT 07	5.02 ± 1.02
	Cinza insolúvel em ácido (%w/w)*	NMT 04	0.12 ± 0.04	NMT 0.2	0.18 ± 0.02	NMT 01	1.03 ± 0.58	NMT 0.5	0.24 ± 0.03
	Cinza solúvel em água (%w/w)*	-	0.71 ± 0.03	-	0.96 ± 0.05	-	0.56 ± 0.12	-	0.53 ± 0.07
5.	Índice de espuma	-	<100	-	<100	-	<100	-	<100
6.	Índice de inchaço*	-	2.8 ± 0.88	-	2.2 ± 0.70	-	1.8 ± 0.68	-	2.1 ± 0.32

*Todos os valores são médias ±S.D. (quando n=3)

Tabela.6.6: Parâmetros de normalização para BC-lab e BC-mkt

S.n.	Parâmetros	Particularidades	
		BC-lab	*BC-mkt*
1.	Teor de humidade (%)*	0.66 ± 0.15	0.78 ± 0.21
2.	Matéria extrativa		
	Solúvel em álcool(%w/w)*	16.60 ± 1.22	11.73 ± 1.43
	Solúvel em água (%w/w)*	22.80 ± 2.80	19.27 ± 1.24
3.	Valor das cinzas		
	Cinzas totais (%w/w)*	4.21 ±1.54	4.91 ± 0.92
	Cinza insolúvel em ácido (%w/w)*	1.04 ± 0.29	1.72 ± 0.52
	Cinza solúvel em água (%w/w)*	1.19 ± 0.64	1.85 ± 0.68
4.	Índice de espuma	<100	<100
5.	Índice de inchaço*	3.2 ± 0.90	3.0 ± 0.76
6.	pH		
	1%w/v	4.9 ± 0.35	5.1 ± 0.97
	10 % p/v	5.3 ± 1.25	5.5 ± 0.73

6.4.10 Rastreio fitoquímico

Para detetar a presença de vários fitoconstituintes na formulação, foi efectuada uma investigação fitoquímica. Os alcalóides, os hidratos de carbono, os glicosídeos, as gorduras, as saponinas e os flavonóides foram analisados qualitativamente (Khandelwal, 2006). O rastreio fitoquímico dos medicamentos em bruto, BC-lab e BC-mkt é o seguinte (Tabela 6.7):

Pesquisa de alcalóides: Os extractos aquoso e alcoólico foram evaporados separadamente. Ao resíduo, adicionou-se ácido clorídrico diluído, agitou-se bem e filtrou-se. Com o filtrado, foram efectuados os seguintes testes:

• **Reagente de Dragendorff:** Ao extrato foram adicionadas algumas gotas de nitrato de bismuto de potássio. Obtêm-se precipitados de cor laranja.

• **Reagente de Mayer:** Ao extrato foram adicionadas algumas gotas de cloreto de mercúrio e de iodeto de potássio. Obtêm-se precipitados de cor creme.

• **Reagente de Wagner:** Ao extrato foram adicionadas algumas gotas de iodo e de iodeto de potássio. Obtêm-se precipitados de cor vermelha.

Pesquisa de glicosídeos:

• **Teste de Borntrager:** Ao extrato, adicionou-se ácido sulfúrico diluído e ferveu-se em banho-maria. Em seguida, arrefeceu-se e filtrou-se, adicionou-se clorofórmio e amoníaco diluído. Obteve-se uma camada orgânica cor-de-rosa.

• **Teste de legalidade:** Ao extrato, adicionou-se uma gota de piridina e uma solução de nitroprussiato de sódio. Obteve-se uma coloração cor-de-rosa.

Pesquisa de flavonóides:

• Ao extrato foi adicionada uma solução de acetato de chumbo, tendo-se obtido precipitados de cor amarela.

Teste dos taninos:

• **Teste de Shinoda:** Ao extrato, foi adicionada uma solução de cloreto férrico a 5 %. Obteve-se uma cor violeta. Adicionou-se ao extrato uma solução de acetato de chumbo a 10 %. Obtêm-se precipitados.

Teste de hidratos de carbono:

• **Teste de Molisch:** Ao extrato, adicionaram-se 2 gotas de a-naftol fresco a 10 %

em álcool e 2 ml de ácido sulfúrico concentrado. Formou-se um anel vermelho-violeta entre as duas camadas.

• **Teste de Benedict:** Ao extrato foram adicionados 5 ml de reagente e depois fervidos em banho-maria durante 5 minutos. Obtém-se um precipitado verde.

Teste de saponinas:

• Ao extrato foram adicionados alguns ml de solvente e depois agitado. Observou-se a formação de espuma.

Tabela.6.7: Rastreio fitoquímico das drogas brutas, BC-lab e BC-mkt

Fito-constituintes	*Cyperus rotundus*	*Pistacia intigerrima*	*Aconitum heterophyllum*	*Piper longum*	*BC-lab*	*BC-mkt*
Alcalóides (extrato alcoólico)	+ve	-ve	+ve	-ve	+ve	+ve
Hidratos de carbono (extrato aquoso)	+ve	+ve	+ve	+ve	+ve	+ve
Flavonóides (extrato aquoso)	+ve	+ve	+ve	+ve	+ve	+ve
Saponinas (extrato aquoso)	+ve	+ve	+ve	+ve	+ve	+ve
Glicosídeos (extrato aquoso)	+ve	-ve	-ve	-ve	+ve	+ve
Taninos (extrato aquoso)	-ve	+ve	-ve	-ve	+ve	+ve
Óleos voláteis (extrato alcoólico)	+ve	+ve	+ve	+ve	+ve	+ve

+ve=presente,-ve=ausente

6.4.11 Estudos cromatográficos

A cromatografia é um método analítico destinado a separar e analisar misturas moleculares complexas. A cromatografia é caracterizada por uma fase móvel que se move através de um leito aberto ou de uma coluna com uma fase estacionária. Os componentes das misturas introduzidas no sistema cromatográfico são separados devido às suas diferentes afinidades relativas pelas fases móvel e estacionária.

- Preparação da placa cromatográfica

A suspensão do gel de sílica G (2% p/v) foi espalhada numa placa de vidro plana de modo a formar uma camada uniforme. O aspeto mais importante na preparação de uma camada fina é a uniformidade da espessura e da consistência em toda a camada. As placas revestidas foram secas ao ar e depois aquecidas a 105⁰ C durante 30 minutos numa estufa.

• **_Preparação da amostra_**

4 g de churna foram refluxados com 25 ml de etanol durante 30 minutos. Em seguida, arrefeceu-se e filtrou-se. O resíduo foi novamente refluxado duas vezes com 25 ml de etanol, arrefecido e filtrado. Todos os filtrados foram combinados e concentrados até 10 ml e, em seguida, efectuou-se a TLC.

• **_Análise_**

O papel de filtro foi colocado ao longo das paredes da câmara contendo o sistema de solventes Tolueno: Acetato de etilo para saturação da câmara. As placas cromatográficas foram colocadas inclinadas a cerca de 45 graus na câmara e fechadas com uma tampa, deixando-se subir o solvente. Quando a fase móvel percorreu dois terços da placa, a placa foi retirada da câmara; a frente do solvente foi marcada e deixada a secar. Na TLC, a análise qualitativa do composto desconhecido é efectuada através da comparação dos valores Rf com os valores padrão. Os valores Rf devem ser inferiores a um (Mukherjee, 2002). Os valores de Rf dependem da quantidade de fase estacionária, da humidade, da espessura da camada, da qualidade do solvente, da presença de impurezas, da saturação da câmara, da distância de desenvolvimento, da temperatura, da quantidade de substâncias adicionadas, etc. A Tabela 6.8 mostra a comparação dos valores de Rf.

6.4.12 Estimativa do teor de ácido tânico em churnas

Tabela.6.8: Valores Rf de BC-lab e BC-mkt

Valor Rf de (BC-lab)*	Valor Rf de (BC-mkt)*
0.62 ± 0.14	0.65 ± 0.09
0.80 ± 0.10	0.58 ± 0.07
0.52 ± 0.08	0.85 ± 0.11

*Todos os valores são médias ±S.D. (quando n=3)

*- **_Preparação da curva de calibração padrão do ácido tânico_**

Pesaram-se com exatidão 10 mg de ácido tânico e transferiram-se para um balão volumétrico de 10 ml. Dissolveu-se em quantidade suficiente de HCl 0,1N e o volume foi completado para 10 ml com HCl 0,1N. Assim, foi preparada a solução-mãe de ácido tânico em HCl 0,1N. A partir da solução de reserva acima referida, foram preparadas várias diluições para obter uma concentração de 2-20 µg/ml e a absorvância foi observada a λ_{max} 276 nm.

- *Preparação de soluções de amostra*

Tomou-se 1 g de churna com 6 volumes de álcool desnaturado e agitou-se durante 2 horas. Em seguida, filtrou-se e agitou-se novamente com 4 volumes de álcool desnaturado, filtrou-se e concentrou-se. O semissólido obtido foi diluído com água numa proporção de 1:5 e mantido durante a noite. Os precipitados foram eliminados e o extrato foi misturado com 3 volumes de acetato de etilo. A massa obtida foi novamente dissolvida em HCl 0,1N e filtrada. O filtrado foi centrifugado a 2000 rpm durante 20 minutos. O sobrenadante foi recolhido num balão volumétrico de 100 ml e o volume foi completado com HCl 0,1N. Esta solução foi utilizada para preparar as diluições.

Tabela.6.9: Valor da curva de calibração do ácido tânico

S. não.	Concentração (g/ml)	Absorvância (nm)
1.	0	0.00
2.	2	0.14
3.	4	0.25
4.	6	0.34
5.	8	0.45
6.	10	0.55
7.	12	0.63
8.	14	0.73
9.	16	0.84
10.	18	0.92
11.	20	0.98

O método foi validado em termos de precisão e exatidão através da realização de estudos de recuperação em dois níveis, adicionando uma quantidade conhecida de ácido tânico à amostra testada (1,0 ml), cujo teor de taninos tinha sido previamente estimado. Os dados obtidos foram registados e as recuperações foram calculadas.

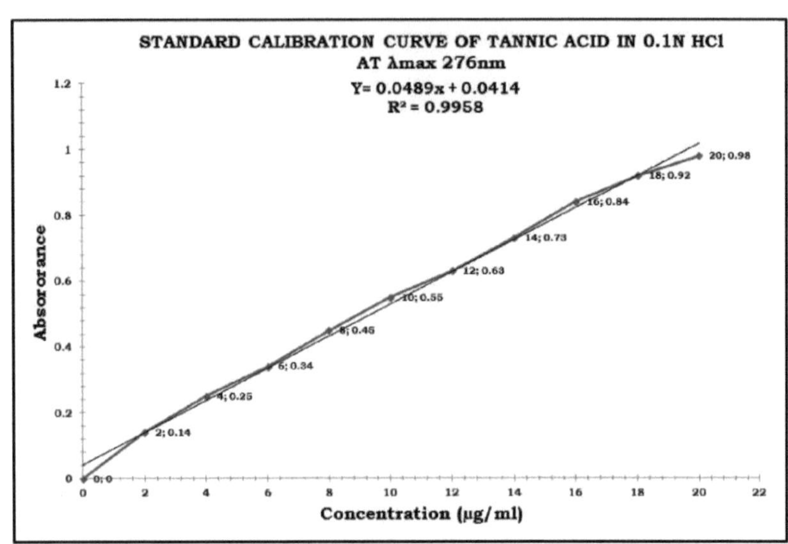

Figura.6.2: Curva de calibração do ácido tânico

Tabela.6.10: Parâmetros de validação para a estimativa do ácido tânico

S.n.	Parâmetros	Valor
1.	Máximos de absorção	276 nm
2.	Limite da lei da cerveja	2-20 µg/ml
3.	Equação de regressão (Y = mx +c)	Y = 0,048x + 0,041
4.	Interceção (c)	0.041
5.	Declive (m)	0.048
6.	Coeficiente de correlação (R)^2	0.995
7.	Precisão (n=3, % RSD)	0.43
8.	Exatidão (%)	96.75

Tabela.6.11: Teor de ácido tânico

S.n.	Dados	Teor de ácido tânico (%w/w)
1	Shringi	0.790 ± 0.07
2	BC-lab	0.015 ± 0.04
3	BC-mkt	0.014 ± 0.06

*Todos os valores são médias ±S.D. (quando n=3)

Tabela.6.12: Dados do estudo de recuperação para o teor de ácido tânico

S.n.	Quantidade de ácido tânico (g/ml)			Erro padrão	Recuperação %
	Na amostra	Adicionado	Estimativa		
1.	15	10	24.2 ± 0.89	0.084	96.81 ± 0.26
2.	14	10	23.3 ± 0.42	0.067	97.14 ± 0.24

*Todos os valores são médias ±S.D. (quando n=3)

6.5 Resultados e discussão

O Balcaturbhadrika churna é uma fórmula ayurvédica, oficial no Formulário Ayurvédico da Índia. Este churna é habitualmente utilizado no tratamento da diarreia e da emese. O churna foi preparado em laboratório de acordo com o procedimento prescrito no Formulário Ayurvédico da Índia e a preparação comercializada foi adquirida no mercado. Todas as análises monográficas dos medicamentos em bruto e do churna foram efectuadas de acordo com as directrizes da OMS.

Os caracteres macroscópicos, ou seja, a cor, o odor, o sabor, o tamanho e a forma são úteis para a identificação de drogas em bruto. *Cyperus rotundus* era de cor castanho-escura, com um odor agradável e um rizoma alongado de sabor pungente, com um tamanho de 10-20 cm/0,8-2,5 cm. *Piper longum era de* cor preta esverdeada, com odor aromático e sabor pungente; o seu fruto tinha 2-4 cm de comprimento, 0,4-1 cm de largura e era ovoide, oblongo. *A Pistacia intigerrima* era uma galha castanha acinzentada, de forma cilíndrica e de tamanho 2,5-9 cm/2 cm, aromática, de sabor e odor adstringentes. *Aconitum h.et.eroph.yllum.* era uma raiz branca cinzenta clara, ovoide e cónica que afunilava para baixo, o seu tamanho era de 2 a 8 cm/0,4-1,5 cm, o odor era caraterístico, o sabor era amargo, indicando que todos os medicamentos em bruto eram de boa qualidade. As formulações eram de cor castanha clara; o seu odor e sabor eram característicos e pungentes, respetivamente, como se mostra nos Quadros 6.2 e 6.3.

O estudo microscópico mostra a presença de constituintes característicos dos fármacos brutos presentes no churna. Os resultados são apresentados na Tabela 6.4. Assim, mostra a presença dos constituintes desejados no churna e nos fármacos em bruto.

A matéria estranha estava ausente em *Piper longum, Pistacia intigerrima, Aconitum heterophyllum* e *Cyperus rotundus*, como se mostra no Quadro 6.5.

O teste do teor de humidade mede a quantidade de água na formulação, bem como em todos os medicamentos em bruto. O teor de humidade dos fármacos brutos e das churnas foi de 0,93 ± 0,02 para *Cyperus rotundus,* 0,68 ± 0,05 para *Pistacia intigerrima,* 0,89 ± 0,08 para *Aconitum h.et.eroph.yllum,* 0,32 ± 0,03 para *Piper longum,* 0,66 ± 0,15 para BC-lab e para BC-mkt foi de 0,78 ± 0,21 (Tabela 6.5). Os resultados mostram que todos os valores do teor de humidade estavam dentro do limite e correspondem à norma (Tabela 6.6).

O valor extrativo (%w/w) especifica a natureza dos constituintes químicos presentes na formulação ou nos medicamentos em bruto. O valor extrativo foi determinado utilizando metanol e água como solventes, tendo-se verificado que os valores extractivos foram 6,29 ± 1,21, 34,20 ± 2,44, 8,21 ± 1,57, 7,59 ± 1,72, 16,60 ± 1,22, 11,73 ± 1,43 e 12.88 ± 1,04, 36,20 ± 2,91, 27,75 ± 2,82, 8,94 ± 1,16, 22,80 ± 2,80, 19,27 ± 1,24 para *Cyperus rotundus*, *Pistacia intigerrima*, *Aconitum heterophyllum*, *Piper longum*, BC-lab, BC-mkt, respetivamente (Quadro 6.5, 6.6). O resultado indica a presença de constituintes polares e não polares nos medicamentos em bruto, bem como na formulação.

O valor das cinzas é utilizado para determinar a presença de produtos de baixa qualidade, drogas brutas esgotadas e excesso de matéria terrosa. O valor total de cinzas foi de 5,26 ± 1,14 % p/p, 2,18 ± 0,97 % p/p, 2,08 ± 0,78, 5,02 ± 1,02, 4,21 ± 1,54 e 4,91 ± 0,92. As cinzas insolúveis em ácido são utilizadas para determinar a presença de areia ou sílica. As cinzas insolúveis em ácido foram de 0,12 ± 0,04, 0,18 ± 0,02, 1,03 ± 0,58, 0,24 ± 0,03, 1,04 ± 0,29 e 1,72 ± 0,52, o que revela a presença de areia e sílica em proporções mínimas. As cinzas solúveis em água são utilizadas para determinar a presença de material que se esgota com a água. Verificou-se que as cinzas solúveis em água eram 0,71 ± 0,03, 0,96 ± 0,05, 0,56 ± 0,12, 0,53 ± 0,07, 1,19 ± 0,64 e 1,85 ± 0,68, respetivamente, o que revela a presença de material esgotado pela água numa proporção ínfima (quadros 6.5 e 6.6).

O índice de formação de espuma revela a presença de conteúdo de saponina e o índice de inchaço significa a presença de substância mucilaginosa. Os resultados mostram que os valores são inferiores a 100 para os fármacos brutos, bem como para as churnas, como se mostra na Tabela 6.5, 6.6. O valor do pH do BC-lab e do BC-mkt foi determinado para soluções a 1% e 10%, como se mostra na Tabela. 6.6. Os valores mostram que ambas as preparações pertencem à região ligeiramente ácida, pelo que são bem toleradas na região do pH da boca.

Os estudos fitoquímicos preliminares indicam a presença de vários constituintes fitoquímicos na formulação, bem como em todos os medicamentos em bruto. Os exames químicos qualitativos mostraram a presença de alcalóides, glicosídeos, flavonóides, saponinas, taninos, óleo volátil e hidratos de carbono, como se mostra na Tabela 6.7.

A cromatografia é caracterizada por uma fase móvel que se move através de um leito aberto ou de uma coluna com uma fase estacionária. Os componentes das misturas introduzidas no sistema cromatográfico são separados devido às suas diferentes afinidades relativas pelas fases móvel e estacionária. Foram efectuados estudos de cromatografia em camada fina (CCF) e os valores de Rf para o BC-lab e o BC-mkt foram obtidos em 0,62, 0,80, 0,52 e 0,65, 0,58, 0,85, respetivamente, como se mostra na Tabela 6.8, valores que mostram a presença de componentes principais nas amostras de teste.

O espetro UV do ácido tânico segue o limite da lei de Lambert-Beer, que se revelou linear no intervalo de concentração de 2-20 µg/ml no comprimento de onda (λ_{max}) 276 nm. O coeficiente de correlação (0,995) indica a boa linearidade entre a concentração e a absorvância (Tabela 6.9, Figura 6.2).

Foram efectuados estudos de espetroscopia UV para determinar o teor de ácido tânico na formulação. As quantidades de ácido tânico no BC-lab e BC-mkt e no shringi foram encontradas em 0,015 ± 0,04 %, 0,014 ± 0,06 %, 0,790 ± 0,07 % respetivamente; os valores são relatados na Tabela 6.10, 6.11.

Foram efectuados estudos de recuperação a dois níveis, tomando quantidades conhecidas de ácido tânico com a quantidade estimada de ácido tânico nas amostras BC- lab e BC-mkt. O método foi validado em termos de precisão e exatidão através da repetição da experiência três vezes em ambos os níveis (quadro 6.12).

Capítulo 7. FORMULAÇÃO FASTMELT GRANULADO

Os grânulos Fastmelt (FMG) são uma nova forma de dosagem oral que proporciona uma dissolução rápida do fármaco carregado para entrar em solução em muito poucos segundos e, assim, absorver rapidamente na cavidade bucal para produzir a ação farmacológica desejada.

7.1 Estudo de compatibilidade do Balcaturbhadrika Churna com os excipientes

Os estudos de compatibilidade dos excipientes são realizados com o objetivo principal de selecionar componentes da forma de dosagem que sejam compatíveis com o medicamento. Os conhecimentos adquiridos com os estudos de compatibilidade dos excipientes delineiam o perfil de estabilidade do medicamento, identificam os produtos de degradação e compreendem os mecanismos das reacções. Se a estabilidade do fármaco for considerada insatisfatória, podem ser adoptadas estratégias para atenuar a instabilidade do fármaco. Os resultados destes estudos também podem ser úteis para determinar as causas dos problemas de estabilidade se, e quando, estes surgirem em fases posteriores do desenvolvimento (Narang *et al.*, 2009).

7.1.1 Estudo de compatibilidade física

O churna e os excipientes são tomados na proporção de 1:1 e mantidos em frascos de vidro devidamente tapados e selados com folha de alumínio. Dois frascos de cada amostra foram mantidos a 5 ± 3^0 C, 25 ± 2^0 C e 40 ± 2^0 C, respetivamente, numa câmara de estabilidade durante um mês. Os frascos foram retirados semanalmente e as alterações do aspeto físico foram examinadas por inspeção visual e indicadas no quadro 7.1.

Tabela.7.1: Estudo de compatibilidade física do churna com os excipientes

S.n.	Mistura física	Descrição inicial (Cor)	5 ± 3⁰ C				25 ± 2⁰ C				40 ± 2⁰ C			
			1st wk	2nd wk	3rd wk	4th wk	1st wk	2nd wk	3rd wk	4th wk	1st wk	2nd wk	3rd wk	4th wk
1.	Churna + glicolato de amido de sódio (1:1)	Castanho claro	NC	NC	NC	NC	NC	NC	NC	NC	NC	NC	NC	NC
2.	Churna+	Castanho	NC	NC	NC	NC	NC	NC	NC	NC	NC	NC	NC	NC

	Crospovidona (1:1)	pálido												
3.	Churna+ Acácia (1:1)	Castanho pálido	NC	NC	NC	NC	NC	NC	NC	NC	NC	NC	NC	NC

NC: Sem alteração da cor

7.1.2 Estudo de compatibilidade por TLC

Para o estudo de compatibilidade por TLC, espalhou-se uma suspensão de 2% p/v do gel de sílica G numa placa de vidro plana de modo a formar uma camada uniforme. As placas revestidas foram secas ao ar e submetidas a uma estufa de ar quente a 105^0 C durante 30 minutos. A amostra foi preparada por refluxo de 4 g de churna com 25 ml de etanol durante 30 minutos, arrefecida e filtrada. O resíduo foi novamente refluxado duas vezes com 25 ml de etanol, arrefecido e filtrado. Todos os filtrados foram combinados e concentrados a 10 ml e a TLC foi efectuada com tolueno: Acetato de etilo como sistema solvente numa proporção de 5:1.5.

Quando a fase móvel percorre dois terços da placa, esta é retirada da câmara de TLC e a frente de solvente é marcada e deixada a secar. O mesmo processo foi repetido para todas as amostras.

Tabela.7.2: Estudo de compatibilidade do churna com excipientes por TLC

S.n.	Particularidades	Valor Rf inicial	25 ± 2⁰ C			
			1st wk	2nd wk	3rd wk	4th wk
1.	TLC 1 (Churna + glicolato de amido e sódio)	0.62 ± 0.14	0.62 ± 0.08	0.59 ± 0.09	0.57 ± 0.08	0.55 ± 0.12
		0.80 ± 0.10	0.80 ± 0.11	0.83 ± 0.05	0.85 ± 0.09	0.87 ± 0.14
		0.52 ± 0.08	0.50 ± 0.14	0.51 ± 0.10	0.53 ± 0.13	0.55 ± 0.15
2.	TLC 2 (Churna+ Crospovidona)	0.62 ± 0.14	0.60 ± 0.07	0.60 ± 0.09	0.59 ± 0.05	0.55 ± 0.17
		0.80 ± 0.10	0.78 ± 0.10	0.78 ± 0.07	0.76 ± 0.07	0.75 ± 0.11
		0.52 ± 0.08	0.51 ± 0.12	0.50 ± 0.08	0.49 ± 0.14	0.45 ± 0.09
3.	TLC 3 (Churna+ Acácia)	0.62 ± 0.14	0.64 ± 0.12	0.69 ± 0.11	0.74 ± 0.08	0.72 ± 0.10
		0.80 ± 0.10	0.84 ± 0.09	0.88 ± 0.09	0.90 ± 0.08	0.83 ± 0.07
		0.52 ± 0.08	0.55 ± 0.10	0.60 ± 0.12	0.62 ± 0.06	0.55 ± 0.11

7.2 Formulação de grânulos Fastmelt de Balcaturbhadrika Churna

Os grânulos de fusão rápida de Balcaturbhadrika churna foram preparados utilizando o método de granulação húmida e optimizados utilizando o método de tentativa e erro. Os grânulos de fusão rápida foram preparados com adição de ligante (F1- F6) e sem adição de ligante (F7-F12). Pegou-se na churna pré-peneirada (# 40), adicionou-se-lhe acácia como agente aglutinante numa

59

concentração de 0,1% e superdesintegrante. A massa húmida resultante foi então passada através da peneira #18 e os grânulos resultantes foram secos e avaliados. A Tabela 7.3 ilustra a composição detalhada de várias formulações.

Tabela.7.3: Composição da formulação para a preparação de FMG

S.n.	Lotes	Churna (mg)	Superdisintegrante (%w/w)			Acácia (%w/w)	Aspartame (mg)
			PC	SSG	CP+SSG		
1.	F1	500	10	-	-	0.1	15
2.	F2	500	20	-	-	0.1	15
3.	F3	500	-	10	-	0.1	15
4.	F4	500	-	20	-	0.1	15
5.	F5	500	-	-	10	0.1	15
6.	F6	500	-	-	20	0.1	15
7.	F7	500	10	-	-	-	15
8.	F8	500	20	-	-	-	15
9.	F9	500	-	10	-	-	15
10.	F10	500	-	20	-	-	15
11.	F11	500	-	-	10	-	15
12.	F12	500	-	-	20	-	15

CP- Crospovidona, SSG- Glicolato de amido e sódio

7.3 Resultados e discussão

Os resultados do estudo de interferência churna-excipientes mostraram que não houve interferência na inspeção visual; a compatibilidade das amostras utilizando o estudo cromatográfico mostra que o valor Rf da mistura corresponde aos valores Rf padrão (Tabela 7.1, 7.2).

Os lotes de grânulos fastmelt foram preparados de acordo com a fórmula projectada, conforme indicado na Tabela 7.3, e submetidos a parâmetros de avaliação.

Capítulo 8. PARÂMETROS DE AVALIAÇÃO PARA GRÂNULOS FASTMELT

Todos os lotes de grânulos fastmelt foram submetidos a estudos de caraterização como se segue:

8.1 Finura de dispersão

Trata-se de um teste qualitativo especificado pela Farmacopeia Europeia. Pode ser definido como "avaliação da granulosidade que surge devido à desintegração dos grânulos em partículas grosseiras" (Farmacopeia Europeia, 2006).

O teste foi efectuado colocando uma quantidade pesada de grânulos em 100 ml de água e agitando suavemente até à sua completa desintegração. A dispersão suave resultante foi passada através de um crivo com uma abertura de malha nominal de 710 μm sem deixar qualquer resíduo na malha (Tabela 8.1).

8.2 Teor de humidade

1 g dos grânulos foi recolhido num petrídulo e seco até peso constante numa estufa de ar quente a 105⁰ C. O teor de humidade (MC) foi deduzido como a diferença entre o peso inicial (W_o) e o peso final (W_f) dos grânulos expressos em percentagem e calculados como (Tabela.8.1) (Shukla *et al.*, 2009):

$$\text{Moisture content (\%)} = \frac{\text{Final weight } (W_f) - \text{Initial weight } (W_0)}{\text{Final weight } (W_f)} \times 100$$

8.3 Tempo de desintegração

A desintegração dos grânulos de fastmelt foi determinada em tampão fosfato de pH 6,8 utilizando o teste de desintegração de comprimidos (DT 2). Foram utilizados tubos transparentes especiais com 10 mm de diâmetro e 15 mm de comprimento. Foram colocadas peneiras com uma malha de 710 mm no topo e no fundo do tubo. Depois de encher cada tubo com 100 mg de grânulos preparados, estes foram introduzidos no aparelho de ensaio de desintegração de comprimidos normalizado. O tempo de desintegração de seis amostras secas a 37°C foi determinado a uma velocidade de 30 mergulhos. O teste de desintegração foi efectuado três vezes para cada formulação e os resultados foram expressos com os desvios padrão (Indian Pharmacopoeia, 1996). O tempo de desintegração do fastmelt e do comprimido convencional foi determinado por um aparelho de teste de desintegração de comprimidos tipo I, utilizando um tampão fosfato de pH 6,8.

8.4 Friabilidade

É uma medida da propensão dos grânulos para se partirem em pedaços mais pequenos quando sujeitos a forças disruptivas. O método envolve a recolha de grânulos que são conhecidos por serem maiores do que uma determinada dimensão de malha.

Os grânulos foram colocados num recipiente e tombados ou agitados durante um período pré-determinado. O material resultante foi então agitado numa peneira de malha (#16) (Lachman e Liberman, 2005). A percentagem de material que passou através da malha foi tomada como medida da friabilidade do grânulo (Tabela 8.1).

$$\text{Friability (\%)} = \frac{W_i - W_f}{W_i} \times 100$$

W_i = Peso inicial

W_f = Peso final

Tabela.8.1: Parâmetros de avaliação para grânulos fastmelt

S.n.	Lotes	Tempo de desintegração* (seg)	Teor de humidade* (%)	Friabilidade* (%)	Finura da dispersão* (%)
1.	F1	37 ± 3.45	1.12+0.71	0.43+0.09	0.86±0.36
2.	F2	22 ± 2.25	1.02+0.53	0.42+0.06	0.92±0.45
3.	F3	90 ± 6.89	1.24+0.88	0.45+0.07	0.97±0.50
4.	F4	60 ± 4.58	1.21+0.81	0.43+0.05	0.89±0.43
5.	F5	18 ± 2.65	1.09+0.62	0.42+0.03	0.85±0.35
6.	F6	20 ± 2.05	1.15+0.73	0.41+0.05	0.81±0.24
7.	F7	25 ± 4.27	1.32+0.96	0.40+0.09	0.89±0.41
8.	F8	28 ± 6.36	1.21+0.82	0.48+0.04	0.98±0.52
9.	F9	66 ± 5.91	1.31+0.94	0.40+0.05	0.87±0.39
10.	F10	39 ± 3.55	1.23+0.86	0.46+0.09	0.94±0.48
11.	F11	15 ± 4.05	1.10+0.65	0.42+0.06	0.82±0.27
12.	F12	10 ± 2.64	1.19 +0.79	0.43+0.08	0.85±0.33

*Todos os valores são médias ±S.D. (quando n=3)

Os dados comparativos do tempo de desintegração foram avaliados para todos os lotes preparados com solução de ligante e sem solução de ligante, como se mostra na Tabela 8.1 e na Figura 8.1.

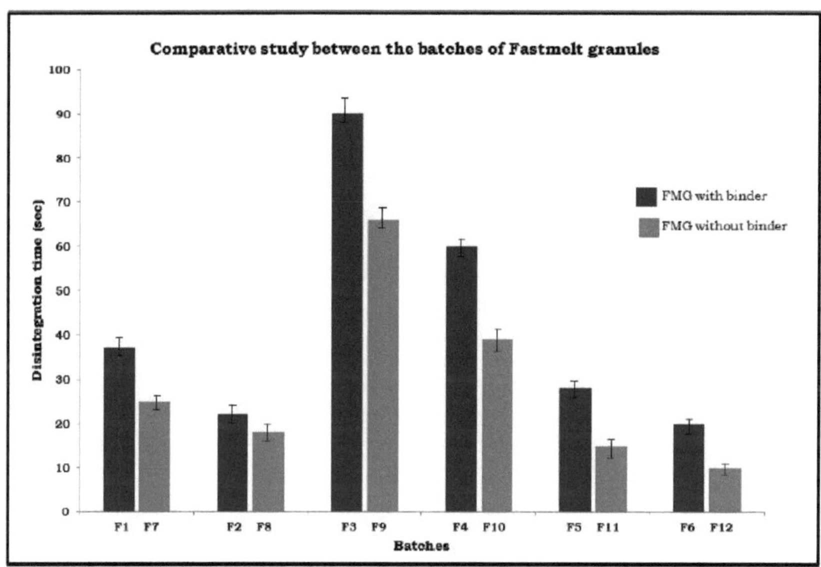

Figura.8.1: Estudo comparativo entre os lotes de grânulos fastmelt

8.5 Parâmetros micromeriticos (Indian Pharmacopoeia, 1996)

8.5.1 Ângulo de repouso

Colocaram-se 10 g de grânulos num funil de vidro tapado, a uma distância de 2,5 cm da superfície plana. Os grânulos foram então deixados a fluir através do orifício de 8 mm do funil, removendo o tampão de algodão. A altura da pilha (h) formada, bem como o raio da pilha (r), foram registados. O ângulo de repouso (θ) foi calculado como (Tabela 8.2):

Ângulo de repouso:

$$\tan\theta = \frac{\text{Height of the heap}}{\text{Radius of the heap}}$$
$$\theta = \tan^{-1} h/r$$

8.5.2 Densidades a granel e de rosca

Foram pesados 10 g de grânulos e transferidos para uma proveta de 100 ml. A proveta foi deixada cair numa plataforma de madeira de uma altura de 2,5 cm três vezes com um intervalo de 2 segundos. O volume ocupado pelos grânulos foi registado como volume a granel. A proveta foi então batida na plataforma de madeira até que o volume ocupado pelos grânulos permanecesse constante. De igual modo, o procedimento foi repetido três vezes para os grânulos. Os dados gerados foram utilizados para calcular o rácio de Hausner (HR) para os grânulos (Tabela 8.2).

Bulk density = $\dfrac{\text{Bulk mass}}{\text{Bulk volume}}$ 　　　 Hausner ratio = $\dfrac{\text{Tapped density}}{\text{Bulk density}}$

Tapped density = $\dfrac{\text{Bulk mass}}{\text{Tapped volume}}$

Tabela.8.2: Parâmetros micromeriticos para grânulos fastmelt

S.n.	Lotes	Parâmetros micromeriticos			
		Ângulo de repouso(^{0})*	Densidade a granel (g/ml)*	Densidade na torneira (g/ml)*	Rácio de Hausner*
1.	Churna	42.62 ± 6.92	0.45+0.05	0.50+0.04	1.21± 0.05
2.	F1	25.01 ± 4.20	0.52+0.06	0.55+0.08	1.05±0.07
3.	F2	25.17 ± 2.43	0.52+0.02	0.58+0.05	1.11±0.08
4.	F3	27.47 ± 7.41	0.58+0.06	0.62+0.09	1.06±0.03
5.	F4	25.17 ± 5.52	0.58+0.02	0.62+0.04	1.15±0.04
6.	F5	22.77 ± 3.50	0.52+0.07	0.55+0.06	1.05±0.05
7.	F6	23.75 ± 6.63	0.50+0.05	0.52+0.08	1.04±0.09
8.	F7	22.70 ± 2.90	0.55+0.03	0.60+0.05	1.12±0.08
9.	F8	25.17 ± 1.38	0.52+0.04	0.55+0.07	1.05±0.07
10.	F9	23.75 ± 6.72	0.60+0.06	0.66+0.08	1.01±0.04
11.	F10	27.47 ± 4.46	0.62+0.02	0.66+0.06	1.06±0.08
12.	F11	11.31 ± 3.15	0.55+0.03	0.62+0.04	1.05±0.09
13.	F12	18.26 ± 4.23	0.52+0.04	0.55+0.05	1.05±0.04

*Todos os valores são médias ±S.D. (quando n=3)

8.6 Estudo comparativo

Foi efectuado um estudo comparativo entre grânulos fastmelt e comprimidos convencionais de churna. Os comprimidos convencionais foram formulados utilizando a fórmula apresentada no Quadro 8.3.

Tabela.8.3: Fórmula para o comprimido convencional (Patil e Bhavik, 2010)

S.n.	Ingredientes	Quantidade	
		Prescrito	Tomada
1	Balcaturbhadrika churna	500 mg	500 mg
2	Lactose	60 mg	60 mg
3	Polivinilpirrolidina (PVP)	2% p/v sol.	2% p/v sol.
4	Celulose microcristalina	5 mg	5 mg

| 5 | Estearato de magnésio | q.s | q.s |
| 6 | Talco | q.s | q.s |

A Tabela 8.4 ilustra os parâmetros de pré-compressão para grânulos de fastmelt e comprimido convencional.

Tabela.8.4: Parâmetros de pré-compressão para grânulos de comprimidos fastmelt e convencionais

S.n.	Parâmetros	Formulação	
		Granulado Fastmelt	**Comprimidos granulados convencionais**
1	Ângulo de repouso (^{o})*	11.31 ± 3.15	26.16 ± 4.25
2	Densidade a granel (g/ml)*	0.55 ± 0.03	0.51 ± 0.25
3	Densidade na torneira (g/ml)*	0.62 ± 0.04	0.53 ± 0.29
4	Rácio de Hausner*	1.05 ± 0.09	01.04 ± 0.65
5	Índice de Carr*	12.75 ± 1.45	03.90 ± 1.04
6	Teor de humidade*	1.10 ± 0.65	03.10 ± 0.95
7	Tempo de desintegração (min)*	15 ± 4,05 seg.	8,2 ± 0,55 min.

*Todos os valores são médias ±S.D. (quando n=3)

Agora, os grânulos de fastmelt foram misturados com outros ingredientes, por agitação, num saco de polietileno e depois comprimidos e designados por grânulos de fastmelt (FMT). Os comprimidos resultantes e os comprimidos convencionais foram submetidos a avaliações pós-compressão (Tabela 8.5).

Tabela.8.5: Parâmetros de pós-compressão para comprimidos fastmelt e convencionais

S.n.	Parâmetros	Formulação	
		Fastmelt em comprimidos	**Comprimidos convencionais**
1	Dureza (kg/cm^2)*	04.21 ± 0.85	04.63 ± 0.16
2	Friabilidade (%)*	0.51 ± 0.14	0.38 ± 0.07
3	Tempo de desintegração (min)*	01.2 ± 0.50	17 ± 2.10

*Todos os valores são médias ±S.D. (quando n=3)

FMG, FMT e comprimido convencional (CT) foram comparados com base no tempo de desintegração. O tempo de desintegração das três formulações é apresentado na Tabela 8.6. O tempo de desintegração das três formulações foi comparado e apresentado na Figura. 8.2.

Tabela.8.6: Estudo comparativo entre FMG, FMT e comprimido convencional

S.n.	Formulações	Tempo de desintegração*
1	FMG (F11)	15 ± 4,05 seg.
2	FMT	01,2 ± 0,50 min.
3	Comprimidos convencionais	17 ± 2,10 min.

*Todos os valores são médias ±S.D. (quando n=3)

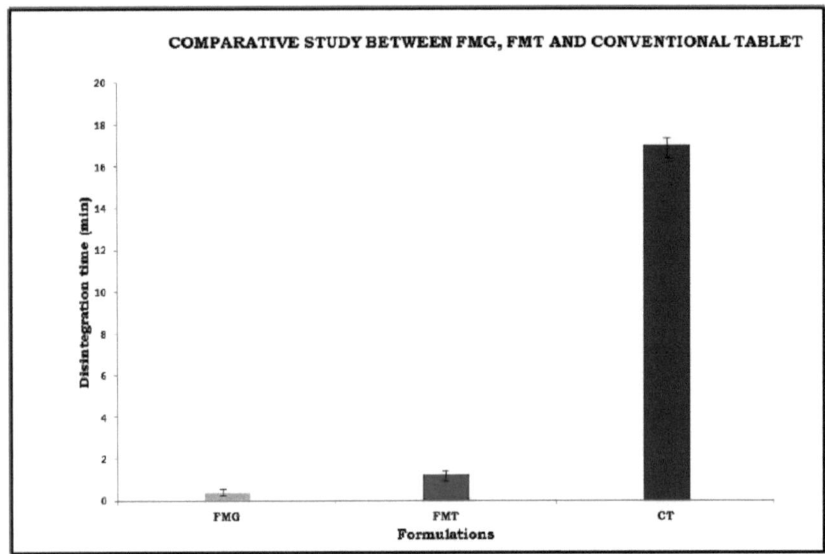

Figura.8.2: Estudo comparativo entre FMG, FMT e comprimido convencional

8.7 Resultados e discussão

Os grânulos Fastmelt são formas de dosagem sólidas avançadas que se desintegram ou dissolvem rapidamente (em poucos segundos) na boca sem necessidade de água ou mastigação. Os grânulos Fastmelt serão uma nova formulação de Balcaturbhadrika churna, mais cómoda e mais amiga do doente, que facilitará a sua toma sem água.

Foram determinados parâmetros micromeriticos para as características de fluxo dos grânulos. Estes parâmetros afectam a embalagem dos grânulos. O ângulo de repouso dos lotes F1-F12 foi encontrado na faixa de $11,31^0$ $-27,47^0$ e para churna foi $42,62^0$ assim; pode-se concluir que o grânulo mostra propriedade de fluxo livre do que churna. As densidades a granel e de batida foram de 0,45-0,62 e 0,50-0,66, respetivamente. O rácio de Hausner foi de 1,02-1,21, portanto, os grânulos tinham boas propriedades de fluxo (Tabela 8.2).

O tempo de desintegração foi a base de todo o estudo. Os resultados mostram que o lote F1-F6 desintegra-se no intervalo de 20-90 seg. e os lotes de F7-F12 desintegram-se no intervalo de 10-66, o que foi muito mais rápido do que F1-F6. Assim, pode concluir-se que a presença de ligante diminui o tempo de desintegração (Tabela 8.1). Observou-se, assim, que quando a crospovidona e o glicolato de amido sódico são utilizados em combinação, mostram um efeito sinérgico e os grânulos desintegram-se a uma velocidade mais rápida.

O teor de humidade % foi encontrado dentro do intervalo 1.02-1.32 (Tabela 8.1). Foi assim observado que a flutuação da temperatura de trabalho afecta significativamente o teor de humidade na formulação.

A percentagem de friabilidade foi de 0,40-0,48; todos os resultados estavam dentro do limite. Os resultados concluem que os grânulos são menos friáveis e podem exercer pressão mecânica (Tabela 8.1).

A % de finura da dispersão foi determinada para verificar se os grânulos formam ou não uma dispersão fina após a desintegração e verificou-se que era de 0,81-0,98 (Tabela 8.1). Os resultados mostram que os grânulos deixam um resíduo nominal após a desintegração e, portanto, passam no teste.

O estudo dos parâmetros de pré-compressão e pós-compressão para os comprimidos FMT e convencionais, como se mostra na Tabela 8.4, 8.5, revela que os comprimidos fastmelt apresentam resultados muito melhores em comparação com os comprimidos convencionais.

Os dados do estudo comparativo revelam que o comprimido convencional se desintegra em tampão fosfato de pH 6,8 em 17 minutos, enquanto o comprimido fastmelt demora 1,2 minutos, o que é mais rápido do que o comprimido convencional, devido aos superdesintegrantes presentes nos comprimidos fastmelt. Ao comparar estes comprimidos com os grânulos fastmelt, que demoram comparativamente menos tempo, ou seja, 15 segundos, a desintegrar-se, uma vez que já se encontram na forma granular e, por conseguinte, apresentam um melhor início de ação, revelando-se a melhor formulação (Tabela 8.6 e Figura 8.2).

Capítulo 9. ESTUDOS DE ESTABILIDADE DE GRÂNULOS FASTMELT

(Directrizes da OMS para a estabilidade, 2006)

O estudo de estabilidade pode ser definido como "A medição da taxa de decomposição do medicamento". Trata-se de um instrumento que permite estabelecer uma data de validade que define o prazo de validade de um produto farmacêutico. Os dados de estabilidade são regularmente submetidos a análises a vários níveis. O objetivo dos testes de estabilidade é fornecer provas sobre a forma como a qualidade de uma substância ou de um medicamento varia com o tempo sob a influência de uma variedade de factores ambientais, como a temperatura, a humidade e a luz, permitindo as condições de armazenamento recomendadas, os períodos de reensaio e os prazos de validade. Os estudos de estabilidade podem ser efectuados de acordo com as seguintes condições (orientações da OMS):

Estudo	**Estado de armazenamento**	**Período mínimo abrangido pelos dados aquando da apresentação**
Longo prazo	25°C ± 2°C/60% RH ± 5% RH ou 30°C ± 2°C/65% RH ± 5% RH	12 meses
Intermediário	30°C ± 2°C/65% RH ± 5% RH	6 meses
Acelerado	40°C ± 2°C/75% RH ± 5% RH	6 meses

9.1 Estudos de estabilidade acelerada

Os estudos de estabilidade dos grânulos fastmelt foram efectuados de acordo com as directrizes da OMS. Os grânulos preparados são armazenados numa câmara de estabilidade a três gamas de temperatura diferentes, ou seja, 5 ± 3⁰ C, 25 ± 2⁰ C e 40 ± 2⁰ C durante 1 mês e são avaliados semanalmente quanto ao tempo de desintegração e ao teor de humidade.

Tabela.9.1: Estudos de estabilidade acelerada para grânulos fastmelt

Lote	Condições de armazenamento	Tempo de desintegração (seg)*					Teor de humidade (%)*				
		0 Semana	1 semana	2 semanas	3 semanas	4 semanas	0 Semana	1 semana	2 semanas	3 semanas	4 semanas
F11	5 ± 3⁰ C	15 ± 4.0	13 ± 6.1	11± 3.5	10 ± 2.2	09± 3.4	1.10 ± 0.65	1.12 ± 0.57	1.16 ± 0.61	1.19 ± 0.49	1.23 ± 0.53
	25 ± 2⁰ C	15 ±	14 ±	14 ±	14 ±	14 ±	1.10 ±	1.12 ±	1.12 ±	1.13 ±	1.14 ±

	4.0	3.2	2.8	3.4	3.7	0.65	0.39	0.44	0.69	0.30
40 ± 2º C	15 ± 4.0	17 ± 3.5	18 ± 2.5	19 ± 4.7	21 ± 5.2	1.10 ± 0.65	0.95 ± 0.42	0.90 ± 0.74	0.85 ± 0.34	0.82 ± 0.21

*Todos os valores são médias ±S.D. (quando n=3)

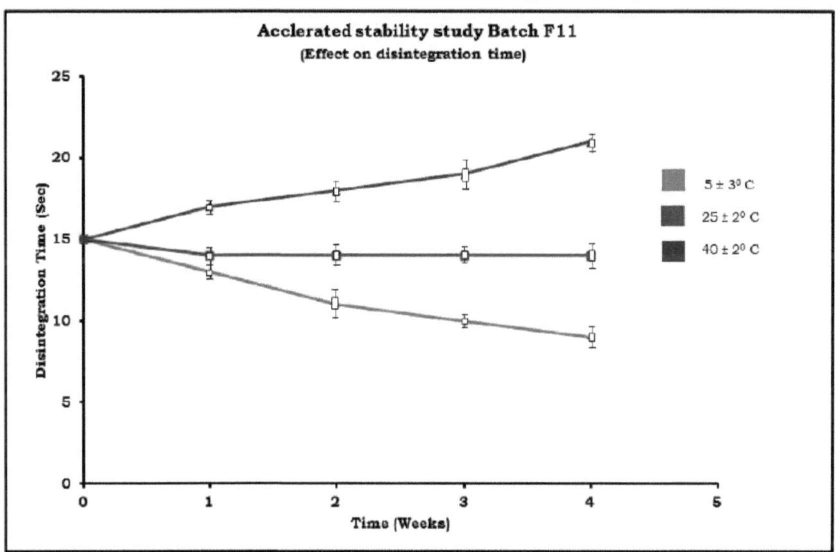

Figura 9.1. Efeito do tempo de desintegração na estabilidade do lote F11

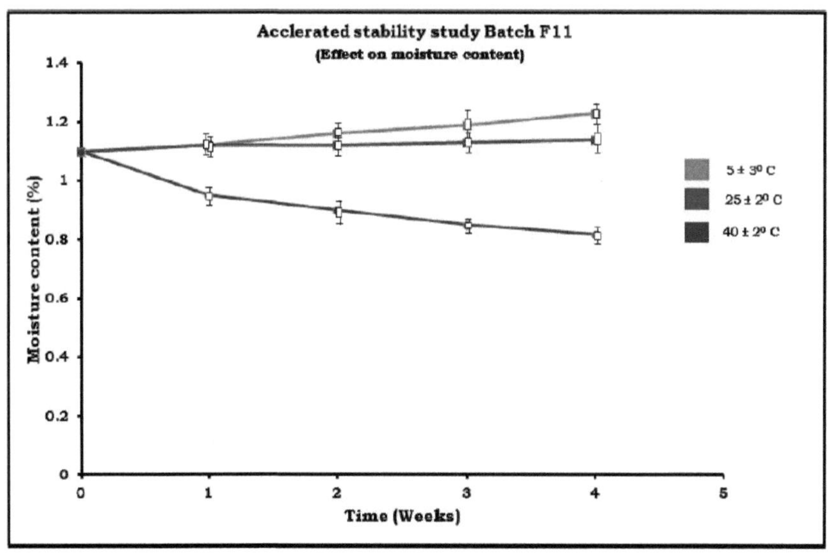

Figura.9.2. Efeito do teor de humidade na estabilidade do lote F11

9.2 Resultados e discussão

O lote F11 preparado de grânulos fastmelt foi submetido a estudos de estabilidade acelerada de acordo com as directrizes da OMS. O tempo de desintegração e a percentagem de humidade em três condições de armazenamento diferentes foram determinados e os resultados são apresentados na Tabela 9.1. Observou-se que a formulação F11 é mais estável à temperatura ambiente (25 ± 2^0 C/60%RH); a temperaturas mais elevadas, bem como a temperaturas mais baixas, observa-se uma variação no aspeto, bem como no tempo de desintegração e na % de humidade. É evidente a partir da tabela que a formulação F11 exibiu uma boa estabilidade durante o período de investigação, o que indica que a preparação estava numa forma estável.

Capítulo 10. RESUMO E CONCLUSÃO

A Índia possui um rico património cultural de medicinas tradicionais, constituído principalmente por sistemas de tratamento amplamente florescentes, ou seja, os sistemas Ayurveda, Siddha e Unani, desde tempos antigos. O desenvolvimento destes sistemas tradicionais de medicina com as perspectivas de segurança, eficácia e qualidade ajudará não só o património tradicional, mas também a racionalizar a utilização de produtos naturais nos cuidados de saúde.

A utilização de medicamentos e fórmulas ayurvédicas sempre fez parte integrante do tratamento de diferentes doenças em diversas comunidades da Índia. Recentemente, a utilização de medicamentos ayurvédicos tem vindo a aumentar em todo o mundo devido aos seus efeitos terapêuticos milagrosos e menos efeitos adversos em comparação com os medicamentos modernos. No entanto, a administração de medicamentos à base de plantas também requer modificações com o objetivo de conseguir uma libertação sustentada, aumentar a adesão do doente, etc. As novas tecnologias de administração de medicamentos ganharam importância para conseguir uma administração modificada de medicamentos à base de plantas, aumentando assim o valor terapêutico e reduzindo a toxicidade.

O Balcaturbhadrika churna é uma formulação ayurvédica bem conhecida, descrita no formulário ayurvédico da Índia. É eficaz no tratamento da diarreia e da emese. O churna contém quantidades iguais de *Piper longum* (Pippali), *Pistacia intigerrima* (Shringi) e *Aconitum h.et.eroph.yllum.* (Atis) e *Cyperus rotundus* (Nagarmotha). É administrado na dose de 0,5-1g.

Os grânulos Fastmelt (FMG) são uma técnica moderna que permite a rápida dissolução do fármaco carregado para entrar em solução em muito poucos segundos e, assim, ser absorvido rapidamente na cavidade bucal para produzir a ação farmacológica desejada.

Os grânulos Fastmelt (FMG) são uma nova formulação mais cómoda para o doente, que facilita a sua toma sem água. Representa um sistema inovador de administração de medicamentos, pode ser particularmente benéfico para as pessoas com estilos de vida activos que nem sempre têm água disponível, ou para os doentes que têm dificuldade em engolir, especialmente os doentes idosos, e pode ser tomado sem o auxílio de um veículo.

Os estudos podem ser resumidos da seguinte forma:

Os caracteres macroscópicos, ou seja, a cor, o odor, o sabor, o tamanho e a forma, são úteis para a identificação de drogas em bruto. *Cyperus rotundus* era de cor castanho-escura, com um odor agradável e um rizoma alongado de sabor pungente, com um tamanho de 10-20 cm/0,8-2,5 cm. *Piper longum era de* cor preta esverdeada, com odor aromático e sabor pungente; o seu fruto tinha 2-4 cm de comprimento, 0,4-1 cm de largura e era ovoide, oblongo. *A Pistacia intigerrima* era uma galha castanha acinzentada, de forma cilíndrica e de tamanho 2,5-9 cm/2 cm, aromática, de sabor e odor adstringentes. *Aconitum heterophyllum era uma* raiz branca cinzenta clara, ovoide e cónica que se afunilava para baixo, o seu tamanho era de 2 a 8 cm/0,4-1,5 cm, o odor era caraterístico, o sabor era amargo, indicando que todos os medicamentos em bruto eram de boa qualidade. As formulações eram de cor castanha clara; o seu odor e sabor eram característicos e pungentes, respetivamente.

O estudo microscópico mostra a presença de constituintes característicos dos fármacos brutos presentes no churna. Assim, mostra a presença dos constituintes desejados no churna e nos medicamentos em bruto.

A matéria estranha estava ausente em *Piper longum, Pistacia intigerrima, Aconitum heterophyllum* e *Cyperus rotundus.*

O teste do teor de humidade mede a quantidade de água na formulação, bem como em todos os medicamentos em bruto. O teor de humidade dos medicamentos em bruto e das churnas foi de 0,93 ± 0,02 para *Cyperus rotundus,* 0,68 ± 0,05 para *Pistacia intigerrima,* 0,89 ± 0,08 para *Aconitum h.et.eroph.yllum,* 0,32 ± 0,03 para *Piper longum,* 0,66 ± 0,15 para BC-lab e para BC-mkt foi de 0,78 ± 0,21. Os resultados mostram que todos os valores do teor de humidade estão dentro do limite e correspondem à norma.

O valor extrativo (%w/w) especifica a natureza dos constituintes químicos presentes na formulação ou nos medicamentos em bruto. O valor extrativo foi determinado utilizando metanol e água como solventes, tendo-se verificado que os valores extractivos foram 6,29 ± 1,21, 34,20 ± 2,44, 8,21 ± 1,57, 7,59 ± 1,72, 16,60 ± 1,22, 11,73 ± 1,43 e 12.88 ± 1,04, 36,20 ± 2,91, 27,75 ± 2,82, 8,94 ± 1,16, 22,80 ± 2,80, 19,27 ± 1,24 para *Cyperus rotundus, Pistacia intigerrima, Aconitum heterophyllum, Piper longum, BC-lab, BC-mkt,* respetivamente. O resultado indica a presença de constituintes polares e não polares nos fármacos em bruto, bem como na formulação.

O valor das cinzas é utilizado para determinar a presença de produtos de baixa qualidade, drogas brutas esgotadas e excesso de matéria terrosa. O valor total de cinzas foi de 5,26 ± 1,14 % p/p, 2,18 ± 0,97 % p/p, 2,08 ± 0,78, 5,02 ± 1,02, 4,21 ± 1,54 e 4,91 ± 0,92. As cinzas insolúveis em ácido são utilizadas para determinar a presença de areia ou sílica. As cinzas insolúveis em ácido foram de 0,12 ± 0,04, 0,18 ± 0,02, 1,03 ± 0,58, 0,24 ± 0,03, 1,04 ± 0,29 e 1,72 ± 0,52, o que revela a presença de areia e sílica em proporções mínimas. As cinzas solúveis em água são utilizadas para determinar a presença de material que se esgota com a água. Verificou-se que as cinzas solúveis em água eram 0,71 ± 0,03, 0,96 ± 0,05, 0,56 ± 0,12, 0,53 ± 0,07, 1,19 ± 0,64 e 1,85 ± 0,68, respetivamente, o que revela a presença de material esgotado pela água numa proporção ínfima.

O índice de formação de espuma revela a presença de conteúdo de saponina e o índice de inchaço indica a presença de substância mucilaginosa. Os resultados mostram que os valores são inferiores a 100 para os medicamentos brutos e para as churnas. O valor do pH do BC-lab e do BC-mkt foi determinado para soluções a 1% e 10% como (4,9 ± 0,35, 5,3 ± 1,25) e (5,1 ± 0,97, 5,5 ± 0,73), respetivamente.

Os estudos fitoquímicos preliminares indicam a presença de vários constituintes fitoquímicos na formulação, bem como em todos os medicamentos em bruto. Os exames químicos qualitativos mostraram a presença de alcalóides, glicosídeos, flavonóides, saponinas, taninos, óleo volátil, hidratos de carbono.

A cromatografia é caracterizada por uma fase móvel que se move através de um leito aberto ou de uma coluna com uma fase estacionária. Os componentes das misturas introduzidas no sistema cromatográfico são separados devido às suas diferentes afinidades relativas pelas fases móvel e estacionária. Foram efectuados estudos de cromatografia em camada fina (TLC) e os valores Rf para BC-lab e BC-mkt foram obtidos em 0,62, 0,80, 0,52 e 0,65, 0,58, 0,85, respetivamente.

O espetro de UV do ácido tânico segue o limite da lei de Lambert-Beer e é linear no intervalo de concentração de 2-20 µg/ml no comprimento de onda (λ_{max}) 276 nm. O coeficiente de correlação (0,995) indica a boa linearidade entre a concentração e a absorvância.

Foram efectuados estudos de espetroscopia UV para determinar o teor de ácido tânico na formulação. As quantidades de ácido tânico no BC-lab e BC-mkt e no shringi foram de 0,015 ± 0,04 %, 0,014 ± 0,06 %, 0,790 ± 0,07 % respetivamente.

Foram efectuados estudos de recuperação a dois níveis, tomando quantidades conhecidas de ácido tânico com quantidades estimadas de ácido tânico nas amostras BC- lab e BC-mkt. O método foi validado em termos de precisão e exatidão através da repetição da experiência três vezes em ambos os níveis.

Os resultados do estudo de interferência churna-excipientes mostraram que não houve interferência na inspeção visual; a compatibilidade das amostras utilizando o estudo cromatográfico mostra que o valor Rf da mistura corresponde aos valores Rf padrão.

Foram determinados parâmetros micromeriticos para as características de fluxo dos grânulos. Estes parâmetros afectam a embalagem dos grânulos. O ângulo de repouso dos lotes F1-F12 foi encontrado na faixa de $11,31^0$ -$27,47^0$ e para churna foi $42,62^0$ assim; pode-se concluir que o grânulo mostra propriedade de fluxo livre do que churna. As densidades a granel e de batida foram de 0,45-0,62 e 0,50-0,66, respetivamente. O rácio de Hausner foi de 1,02-1,21, pelo que os grânulos tinham boas propriedades de fluxo.

O tempo de desintegração foi a base de todo o estudo. Os resultados mostram que o lote F1-F6 desintegra-se no intervalo de 20-90 seg. e os lotes de F7-F12 desintegram-se no intervalo de 10-66, o que foi muito mais rápido do que F1-F6. Assim, pode concluir-se que a presença de aglutinante diminui o tempo de desintegração. Observou-se, assim, que quando a crospovidona e o glicolato de amido sódico são utilizados em combinação, mostram um efeito sinérgico e os grânulos desintegram-se a uma velocidade mais rápida.

O teor de humidade % foi encontrado dentro do intervalo 1.02-1.32. Foi assim observado que a flutuação da temperatura de trabalho afecta significativamente o teor de humidade na formulação.

A percentagem de friabilidade foi de 0,40-0,48; todos os resultados estavam dentro do limite. Os resultados concluem que os grânulos são menos friáveis e podem exercer pressão mecânica.

A % de finura da dispersão foi determinada para verificar se os grânulos formam ou não uma dispersão fina após a desintegração e verificou-se que era de 0,81-

0,98. Os resultados mostram que os grânulos deixam um resíduo nominal após a desintegração e, portanto, passam no teste.

O estudo dos parâmetros de pré-compressão e pós-compressão para os comprimidos FMT e convencionais revela que os comprimidos fastmelt apresentam resultados muito melhores em comparação com os comprimidos convencionais.

Os dados do estudo comparativo revelam que o comprimido convencional se desintegra em tampão fosfato de pH 6,8 em 17 minutos, enquanto o comprimido fastmelt demora 1,2 minutos, o que é mais rápido do que o comprimido convencional, devido aos superdesintegrantes presentes nos comprimidos fastmelt. Ao comparar estes comprimidos com os grânulos fastmelt, que demoram comparativamente menos tempo, ou seja, 15 segundos, a desintegrar-se, uma vez que já se encontram na forma granular e, por conseguinte, apresentam um melhor início de ação e provaram ser a melhor formulação.

O lote F11 preparado de grânulos fastmelt foi submetido a estudos de estabilidade acelerada de acordo com as directrizes da OMS. Foram determinados o tempo de desintegração e a percentagem de humidade em três condições de armazenamento diferentes. Observou-se que a formulação F11 é mais estável à temperatura ambiente (25 ± 2^0 C/60%RH); a temperaturas mais elevadas, bem como a temperaturas mais baixas, observa-se uma variação no aspeto, bem como no tempo de desintegração e na percentagem de humidade. É evidente a partir da tabela que a formulação F11 exibiu uma boa estabilidade durante o período de investigação, o que indica que a preparação estava numa forma estável.

As observações de todas as formulações para caraterização física mostraram que todas elas cumprem as especificações das farmacopeias oficiais e/ou referências padrão.

CONCLUSÃO

A normalização dos medicamentos em bruto e do Balcaturbhadrika churna assegura a qualidade e a pureza do seu conteúdo. A formulação foi padronizada de acordo com as directrizes da OMS. Os parâmetros de controlo de qualidade foram desenvolvidos e os parâmetros definidos foram considerados suficientes para avaliar a churna e podem ser utilizados como padrões de referência para o controlo de qualidade/garantia de qualidade.

Foi efectuado um estudo comparativo com o churna comercializado. Assim, o churna preparado pode ser utilizado para outras formulações.

Os grânulos de fusão rápida de Balcaturbhadrika churna, utilizando a preparação laboratorial, foram formulados e caracterizados quanto a vários parâmetros, como a finura da dispersão, o tempo de desintegração, o teor de humidade, a friabilidade, os parâmetros microméricos, etc. A fórmula que deu o padrão de desintegração desejado foi considerada como a formulação optimizada.

Os resultados indicam que a uniformidade da forma de dosagem e a adesão dos doentes às churnas ayurvédicas podem ser alcançadas através da sua formulação em grânulos de fusão rápida.

O estudo comparativo efectuado entre os lotes preparados com aglutinante e sem aglutinante, bem como os grânulos de fastmelt, os comprimidos de fastmelt e o comprimido convencional. O estudo revelou que a formulação preparada sem aglutinante apresentou melhores resultados em termos de tempo de desintegração, produzindo assim um rápido início de ação e os grânulos fastmelt desintegram-se a uma velocidade muito mais rápida do que os comprimidos fastmelt e o comprimido convencional.

Assim, pode concluir-se que os grânulos de fusão rápida de Balcaturbhadrika churna podem ser preparados com vista a obter uma ação mais rápida e seriam vantajosos e económicos em comparação com as formas de dosagem convencionais atualmente disponíveis, bem como a superar os deméritos do churna.

BIBLIOGRAFIA

- Agrawal S, Paridhavi M. Herbal drug technology. Universities press. 2007; 1: 231,321,645.

- Anuragi S, Dwivedi A. Formulação e avaliação de Lavanbhaskar churna e sua comparação com o produto de mercado. *Drug Invention Today.* 2010; 2(3):194-196.

- Aswatha R, Kaushik U. Standarisation of Avipttikar churna-A polyherbal formulation. *Investigação em Farmacognosia.* 2009; 4 (1): 224227.

- Aulton M. Pharmaceutics-The science of dosage form design. Churchill livingstone elesvier science ltd.2002; 2: 243.

- Aungst B. Novel formulation strategies for improving oral bioavailability of drugs with poor membrane permeation or presystemic metabolism. *Journal of Pharmaceutical Science.* 1993; 82 (10): 979-987.

- Farmacopeia Ayurvédica da Índia. Governo da Índia, Ministério da Saúde e do Bem-Estar Familiar, Departamento de Ayush. 2001; 1(I, III, IV): 105-106, 88-89, 27-28, 130-131.

- Baker D, Chu M, Oza U. The value of natural products to future pharmaceutical discovery. *Natural Product Report.* 2007; 24: 12251244.

- Bandari S, Mittapalli R. Comprimidos orodispersíveis: Uma visão geral. *Asian Journal of Pharmaceutics.* 2008; 2: 2-11.

- Bhisagratna G. Bhaisajya ratnavali. Publicações Chaukhambha. 2009; 1 (III): 433.

- Bhowmik D, Chiranjib B. Comprimidos de dissolução rápida: An Overview. *Jornal de Investigação Química e Farmacêutica.* 2009; 1(1): 163177.

- Bhushan S, Mahadik K. Novo sistema de administração de medicamentos para idosos. *Indian Drugs.* 2003; 37: 312-318.

- Chakraborty S, Khandai M, Singh S. Comparative study of effect of natural and synthetic superdisintegrants in the formulation of fastdissolving tablets (Estudo comparativo do efeito de superdesintegrantes naturais e sintéticos na formulação de comprimidos de dissolução rápida). *Revista Internacional de Farmácia Verde.* 2008; 22-25.

- Chopra S. Ayurveda. In selin and helaine medicine across cultures: history and practice of medicine in non-western cultures. Kluwer Academic Publishers. 2003;

75-83.

• Christie A. Herbs for health (Ervas para a saúde). *Boletim da Organização Mundial de Saúde,* 2001; 79 (7): 691-92.

• Ciper M, Bodmeier R. Cápsulas de gelatina dura convencionais modificadas como forma de dosagem de desintegração rápida na cavidade oral. *European Journal of Pharmceutics and Biopharmaceutics.* 2006; 62(2):178-84.

• Dwivedi G. História da medicina: Sushruta - O professor clínico por excelência. *Indian Journal of Chest Diseases and Allied Sciences.* 2007; 49: 243-244.

• Ekka N. Estratégias de normalização para medicamentos à base de plantas - uma visão geral. *Jornal de Investigação de Farmácia e Tecnologia.* 2008; 1(4): 310312.

• Farmacopeia Europeia. Conselho da Europa, Stras Bourge. 2006; 4: 2435.

• Gaud S. Natural excipients. Publicações Nirali. 2006; 1: 4.3, 4.8.2.

• Habib W, Khankari R, Hontz J. Fast-dissolve drug delivery systems. *Critical Reviews in Therapeutic Drug Carrier Systems.* 2000; 7: 61-72.

• Farmacopeia Indiana. Governo da Índia sob o Ministério da Saúde e do Bem-Estar Familiar.1996; 4 (I): A-144.

• Johnson R. The concept of sickness behavior: a brief chronological account of four key discoveries. *Veterinary Immunology and Immunopathology (Imunologia Veterinária e Imunopatologia).* 2002; 87: 443-450.

• Kibbe A. Handbook of excipients. Pharmaceutical press. 2001; 3: 1, 27, 163, 276.

• Kimmatkar M. Eficácia e tolerabilidade de Boswellia serrata no tratamento da osteoartrite do joelho - Um ensaio aleatório duplo controlado por placebo. *Phytomedicine.* 2003; 10:3-7.

• Kuchekar B, Mahajan H. Comprimidos de dissolução bucal: Um novo sistema de administração de medicamentos. *Pharma Times.* 2003; 35: 7-9.

· Kulkarni U, Patil B. Conceção e desenvolvimento de comprimidos de desintegração rápida contendo Amla em pó através da técnica de secagem em vácuo. *Jornal Internacional de Investigação Farmacêutica e Desenvolvimento.* 2010; 2(9): 135-138.

· Kumar R, Patil S, Patil M. Isolamento e avaliação das propriedades desintegrantes da mucilagem de sementes de feno-grego. *Jornal Internacional de Investigação Farmacêutica.* 2009; 1(4): 986-996.

· Kusum V, Jain N, Valli K. Importância de novos sistemas de administração de fármacos em medicamentos à base de plantas. *Pharmacognosy Magzine.* 2010; 4(7): 27-31.

· Lachman L, Liberman H. Pharmaceutical dosage form-Tablets. Marcel Dekker publications.2005; 2: 245-339.

· Madan J, Sharma A, Singh R. Comprimidos de dissolução rápida de gel de Aloe vera. *Tropical Journal of Pharmaceutical Research.* 2008; 8 (1): 63-70.

· Mayersohn M. Principles of drug absorption. In modern pharmaceutics. Marcel Dekker publications.1990; 2: 23-90.

· Meena A, Rao M, Panda P. Normalização de uma formulação poli-herbácea ayurvédica: Pancasama churna. *Jornal Internacional de Farmacognosia e Investigação Fitoquímica.* 2010; 2(1):11-14.

· Mishra A, Kumar V, Ghosh A. Formulação e normalização de Panchsakara churna- Uma preparação ayurvédica. *Jornal de Investigação Farmacêutica.* 2010; 3(9): 2110-2111.

· Mukharji A. Integrated approaches towards drug development from Ayurveda and other Indian system of Medicine (Abordagens integradas para o desenvolvimento de medicamentos a partir da Ayurveda e de outros sistemas de medicina indianos). *Journal of Ethnopharmacology.* 2006; 103: 25-35.

· Mukherjee P. Quality control of herbal drugs-an approach of evaluation of botanicals. Business horizons pharmaceutical publishers. 2002; 1: 183,437.

· Musthaba S, Baboota S, Ahmed S. Status of novel drug delivery technology for phytotherapeutics. *Expert Opininon Drug Delivery.* 2009; 6: 625-37.

· Narang A, Rao V, Raghavan K. Excipient compatibility. Developing Solid Oral Dosage Forms: Pharmaceutical Theory and Practice. Academic Press. 2009; 1: 125-146.

• Newman D. Natural products as leads to potential drugs: an old process or the new hope for drug discovery. *Journal of Medicinal Chemistry.* 2008; 51: 2589-2599.

• Norman G. Herbal drugs and phytopharmaceuticals- A handbook for practice on a scientific basis. Medpharm scientific publishers. 2001; 2: 230-248.

• Pallikonda A, Bairam R, Motilal M. Formulação e avaliação de comprimidos para dissolução bucal. *Biblioteca de investigação académica.* 2010; 2 (1): 342346.

• Patil B, Bhavik P. Um estudo sobre a formulação e avaliação de comprimidos Tripla. *Jornal de Farmacognosia e Formulação Herbal.* 2010; 1 (1): 1-5.

• Quality Control Methods for Medicinal Plants (Métodos de controlo da qualidade das plantas medicinais). OMS, Genebra. 2002; 14- 47.

• Raina M. Quality control of herbal and herbo-mineral formulations (Controlo de qualidade de formulações à base de plantas e de minerais). *Jornal Indiano de Produtos Naturais.* 2003; 19: 11-15.

• Rangari V. Farmacognosia e fitoquímica. Publicações Carrer. 2007; 1 (I-II): 309.

• Rao R, Kulkarni U. Formulação e desenvolvimento de comprimidos de dissolução rápida de algumas churnas ayurvédicas pela técnica de secagem a vácuo. *International Journal of Pharma. Research, and Development.* 2010; 2: 36-39.

• Robinson R, Lee V. Controlled drug delivery- Fundamentals and applications. Marcel Dekker.1987; 45-59.

• Seager H. Drug-delivery products and the Zydis fast-dissolving dosage form. *Journal of Pharmaceutics and Pharmacology.* 1998; 50 (4):375-82.

• Shaji J, Chadawar V, Talwalkar P. Multiparticulate drug delivery system. *The Indian Pharmacist.* 2007; 6 (60): 21-28.

• Sharma A. Herbal Medicine for Market Potential in India: An Overview. *Revista Académica de Ciências Vegetais.* 2008; 1(2): 26-36.

• Shetty C, Reddy S, Gupta V. Desenvolvimento e avaliação de comprimidos dispersíveis de alguns churna ayurvédicos. *Indian Drugs.* 2007; 46 (2): 137-141.

• Shriwastava N, Shreedhar C, Aswatha R. Normalização de Ajmodadi churna-Uma formulação poli-herbácea. *Revista de Investigação em Farmacognosia.* 2010; 2 (2): 98-101.

• Shukla D, Chakraborty S, Singh S. MDT II: Uma visão geral das técnicas de avaliação. *Scientia Pharmaceutica.* 2009; 77: 327-341.

• Shukla K, Dwivedi M, Kumar N. Preparação farmacêutica de *Saubhagya Shunthi Churna:* Um remédio à base de plantas para mulheres puérperas. *Jornal Internacional de Investigação Ayurveda.* 2010; 1: 25-9.

• Shukla K, Saraf S, Saraf S, Development of fingerprints of an Ayurvedic formulation Bhsakar Lavan churna, via piperine estimation by high performance liquid chromatography. *Jornal Indiano de Educação e Investigação Farmacêutica.* 2008; 42 (2): 127130.

• Shukla K, Saraf S, Saraf S. Desenvolvimento de parâmetros de controlo de qualidade de Bhsakar Lavan churna: Uma formulação tradicional. *Jornal Farmacêutico de Taiwan.* 2007; 59: 47-56.

• Shukla K, Saraf S, Saraf S. Estudo dos caracteres macroscópicos e microscópicos das plantas: Assegurar a presença de constituintes vegetais na formulação tradicional ayurvédica. *Biociências, Investigação em Biotecnologia na Ásia.* 2007; 4(1): 207-214.

• Shukla K, Saraf S, Saraf S. Validação do processo de preparação e desenvolvimento de impressões digitais para a formulação ayurvédica Arjunaristha através da estimativa do ácido gálico por HPTLC. *Jornal Farmacêutico de Taiwan.* 2009; 61, 35-42.

• Swami V, Manavalan R, Valliappan K. Comprimidos de dissolução bucal: Uma visão geral. *Jornal Internacional de Ciência e Investigação Farmacêutica.* 2010; 1 (12): 43-55.

• Takada K, Yoshikawa H. Oral drug delivery. Encyclopedia of Controlled Drug Delivery; Mathiowitz. John Wiley & Sons, Inc.1999; 728-742.

• Tang E, Chan L, Heng P. Coating of multiparticulates for sustained release (Revestimento de multiparticulas para libertação sustentada). *American Journal of Drug Delivery.* 2005; 3 (1): 17-28.

• Verma M, Gupta P, Varsha B. Desenvolvimento de uma formulação de dosagem transdérmica de medicamentos para as plantas medicinais ayurvédicas anti-reumáticas. *Ciência Antiga da Vida.* 2007; 1: 66-9.

• Yourong F, Seong H, Park K. Comprimidos de fusão rápida baseados em grânulos altamente plásticos. *Jornal de Libertação Controlada.* 2005; 109: 203-210.

• Zhao H, Wang K, Zhao Y. Novo implante de libertação sustentada de extractos de ervas utilizando quitosano. *Biomaterials.* 2002; 23: 4459-62.

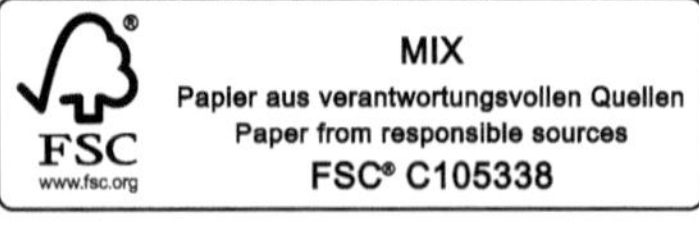

Printed by Books on Demand GmbH, Norderstedt / Germany